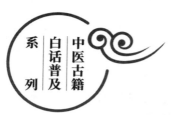

中医古籍白话普及系列

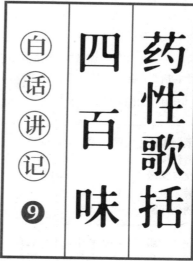

白话讲记 ⑨

药性歌括四百味

曾培杰——编著

汪雪美 甘金宝——整理

中国科学技术出版社

·北 京·

图书在版编目（CIP）数据

《药性歌括四百味》白话讲记. ⑨ / 曾培杰编著；汪雪美，甘金宝整理. 一北京：中国科学技术出版社，2022.10

ISBN 978-7-5046-9487-4

Ⅰ. ①药… Ⅱ. ①曾… ②汪… ③甘… Ⅲ. ①中药性味②《药性歌括四百味》一研究 Ⅳ. ① R285.1

中国版本图书馆 CIP 数据核字（2022）第 040464 号

策划编辑	韩　翔　于　雷
责任编辑	王久红
文字编辑	王　征　张玥莹
装帧设计	华图文轩
责任印制	徐　飞

出　　版	中国科学技术出版社
发　　行	中国科学技术出版社有限公司发行部
地　　址	北京市海淀区中关村南大街 16 号
邮　　编	100081
发行电话	010-62173865
传　　真	010-62179148
网　　址	http://www.cspbooks.com.cn

开　　本	889mm×1194mm　1/32
字　　数	120 千字
印　　张	9
版　　次	2022 年 10 月第 1 版
印　　次	2022 年 10 月第 1 次印刷
印　　刷	运河（唐山）印务有限公司
书　　号	ISBN 978-7-5046-9487-4/R·2844
定　　价	26.00 元

（凡购买本社图书，如有缺页、倒页、脱页者，本社发行部负责调换）

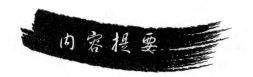

内容提要

　　《药性歌括四百味》为明代医家龚廷贤所撰，
在医药界流传颇广，影响很大，是一部深受读者
欢迎的中医阐释性读物。该书以四言韵语文体，
介绍了四百余味常用中药的功效和应用。内容简
要，押韵和谐，便于记诵，不失为初学者的良师
益友。但因成书年代久远，有些文字比较深奥，
错讹之处亦属难免。鉴于此，编者以原著为依托，
在无损原著的前提下，结合编者日常所遇病例，
采用讲故事的形式，生动形象地讲述了各种药物
的性味归经、主治及配伍方法等，轻松达到传播

与教授中医文化及中草药知识的目的。本套丛书将四百余味中药划分为 110 课，方便读者分段学习，有节奏，不枯燥。书中所举病例亦是通俗易懂，实用性强，适合于中医药工作者、中医药院校广大师生及中医药爱好者阅读参考。

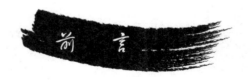

前 言

白日不到处，青春恰自来。

苔花如米小，也学牡丹开。

看似平凡的绿草，却是疗愈疾病的要药。

看似普通的树木，却是撑起华屋的栋梁。

看似庸碌的农民，却是养活精英的能手。

即便于卑微的角落，依然绽放青春。

即便于困厄的境遇，依然坚韧挺拔。

即便于琐碎的闲余，依然珍惜精勤。

所谓的卑微、病苦、挫折，只是强者的养料。

唯有始终积极者，方能处处阳光，时时青春！

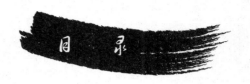

目　录

《药性歌括四百味》原文 / 001

第 99 课　荔枝核、柿蒂、刀豆、九香虫 / 037

荔枝核温，理气散寒，疝瘕腹痛，服之俱安。

柿蒂苦涩，呃逆能医，柿霜甘凉，燥咳可治。

刀豆甘温，味甘补中，气温暖肾，止呃有功。

九香虫温，胃寒宜用，助阳温中，理气止痛。

第 100 课　玫瑰花、紫石英、仙鹤草、三七 / 053

玫瑰花温，疏肝解郁，理气调中，行瘀活血。

紫石英温，镇心养肝，惊悸怔忡，子宫虚寒。

仙鹤草涩，收敛补虚，出血可止，劳伤能愈。

三七性温，止血行瘀，消肿定痛，内服外敷。

壹

第101课　百草霜、降香、川芎、月季花　/　071

百草霜温，止血功良，化积止泻，外用疗疮。

降香性温，止血行瘀，辟恶降气，胀痛皆除。

川芎辛温，活血通经，除寒行气，散风止痛。

月季花温，调经宜服，瘰疬可治，又消肿毒。

第102课　刘寄奴、自然铜、皂角刺、虻虫　/　095

刘寄奴苦，温通行瘀，消胀定痛，止血外敷。

自然铜辛，接骨续筋，既散瘀血，又善止痛。

皂角刺温，消肿排脓，疮癣瘙痒，乳汁不通。

虻虫微寒，逐瘀散结，癥瘕蓄血，药性猛烈。

第103课　䗪虫、党参、太子参、鸡血藤/　115

䗪虫咸寒，行瘀通经，破癥消痕，接骨续筋。

党参甘平，补中益气，止渴生津，邪实者忌。

太子参凉，补而能清，益气养胃，又可生津。

鸡血藤温，血虚宜用，月经不调，麻木酸痛。

第104课　冬虫夏草、锁阳、葫芦巴、杜仲　/　135

冬虫夏草，味甘性温，虚劳咳血，阳痿遗精。

锁阳甘温，壮阳补精，润燥通便，强骨养筋。

葫芦巴温，逐冷壮阳，寒疝腹痛，脚气宜尝。

杜仲甘温，腰痛脚弱，阳痿尿频，安胎良药。

第105课　沙苑子、玉竹、鸡子黄、谷芽　/　149

沙苑子温，补肾固精，养肝明目，并治尿频。

玉竹微寒，养阴生津，燥热咳嗽，烦渴皆平。

鸡子黄甘，善补阴虚，除烦止呕，疗疮熬涂。

谷芽甘平，养胃健脾，饮食停滞，并治不饥。

第106课　白前、胖大海、海浮石、昆布　/　165

白前微温，降气下痰，咳嗽喘满，服之皆安。

胖大海淡，清热开肺，咳嗽咽疼，音哑便秘。

海浮石咸，清肺软坚，痰热喘咳，瘰疬能痊。

昆布咸寒，软坚清热，瘿瘤癥瘕，瘰疬痰核。

第107课　海蛤壳、海蜇、荸荠、禹余粮　/　179

海蛤壳咸，软坚散结，清肺化痰，利尿止血。

海蜇味咸，化痰散结，痰热咳嗽，并消瘰疬。

荸荠微寒，痰热宜服，止渴生津，滑肠明目。

禹余粮平，止泻止血，固涩下焦，泻痢最宜。

第108课　小麦、贯众、南瓜子、铅丹　/　201

小麦甘凉，除烦养心，浮麦止汗，兼治骨蒸。

贯众微寒，解毒清热，止血杀虫，预防瘟疫。

南瓜子温，杀虫无毒，血吸绦蛔，大剂吞服。

铅丹微寒，解毒生肌，疮疡溃烂，外敷颇宜。

第109课　樟脑、炉甘石、大风子、孩儿茶　/　219

樟脑辛热，开窍杀虫，理气辟浊，除痒止疼。

炉甘石平，去翳明目，生肌敛疮，燥湿解毒。

大风子热，善治麻风，疥疮梅毒，燥湿杀虫。

孩儿茶凉，收湿清热，生肌敛疮，定痛止血。

第110课　木槿皮、蚤休、番木鳖　/　235

木槿皮凉，疥癣能愈，杀虫止痒，浸汁外涂。

蚤休微寒，清热解毒，痈疽蛇伤，惊痫发搐。

番木鳖寒，消肿通络，喉痹痈疡，瘫痪麻木。

方药集锦　/　247

精彩回顾　/　264

后记　/　273

《药性歌括四百味》原文

诸药之性，各有其功，温凉寒热，补泻宜通。

君臣佐使，运用于衷，相反畏恶，立见吉凶。

人参[1]味甘，大补元气，止渴生津，调荣养卫。

黄芪[2]性温，收汗固表，托疮生肌，气虚莫少。

白术[3]甘温，健脾强胃，止泻除湿，兼祛痰痞。

茯苓[4]味淡，渗湿利窍，白化痰涎，赤通水道。

甘草[5]甘温，调和诸药，炙则温中，生则泻火。

当归[6]甘温，生血补心，扶虚益损，逐瘀生新。

---

[1] 去芦用，反藜芦。

[2] 绵软如箭干者，疮疡生用，补虚蜜水炒用。

[3] 去芦油，淘米泔水洗，薄切晒干，或陈土、壁土炒。

[4] 去黑皮，中有赤筋，要去净，不损人目。

[5] 一名国老，能解百毒，反甘遂、海藻、大戟、芫花。

[6] 酒浸，洗净切片，体肥痰盛，姜汁浸晒。身养血，尾破血，全活血。

白芍^①酸寒，能收能补，泻痢腹痛，虚寒勿与。

赤芍^②酸寒，能泻能散，破血通经，产后勿犯。

生地^③微寒，能消温热，骨蒸烦劳，养阴凉血。

熟地^④微温，滋肾补血，益髓填精，乌须黑发。

麦门^⑤甘寒，解渴祛烦，补心清肺，虚热自安。

天门^⑥甘寒，肺痿肺痈，消痰止嗽，喘热有功。

黄连^⑦味苦，泻心除痞，清热明眸，厚肠止痢。

黄芩^⑧苦寒，枯泻肺火，子清大肠，湿热皆可。

黄柏^⑨苦寒，降火滋阴，骨蒸湿热，下血堪任。

栀子^⑩性寒，解郁除烦，吐衄胃痛，火降小便。

---

① 有生用者，有酒炒用者。

② 宜用生。

③ 一名芐，怀庆出者，用酒洗，竹刀切片，晒干。

④ 用怀庆生地黄，酒拌蒸至黑色，竹刀切片，勿犯铁器，忌萝卜葱蒜，用姜汁炒，除膈闷。

⑤ 水浸，去心用，不令人烦。

⑥ 水浸，去心皮。

⑦ 去须，下火童便，痰火姜汁，伏火盐汤，气滞火吴黄，肝胆火猪胆，实火朴硝，虚火酒炒。

⑧ 去皮枯朽，或生或酒炒。

⑨ 去粗皮，或生，或酒，或蜜，或童便，或乳汁炒，一名黄檗。

⑩ 生用清三焦实火，炒黑清三焦郁热，又能清曲屈之火。

连翘 ① 苦寒，能消痈毒，气聚血凝，温热堪逐。

石膏 ② 大寒，能泻胃火，发渴头痛，解肌立妥。

滑石 ③ 沉寒，滑能利窍，解渴除烦，湿热可疗。

贝母 ④ 微寒，止嗽化痰，肺痈肺痿，开郁除烦。

大黄苦寒，实热积聚，蠲痰逐水，疏通便闭。

柴胡 ⑤ 味苦，能泻肝火，寒热往来，疟疾均可。

前胡 ⑥ 微寒，宁嗽化痰，寒热头痛，痞闷能安。

升麻 ⑦ 性寒，清胃解毒，升提下陷，牙痛可逐。

桔梗 ⑧ 味苦，疗咽痛肿，载药上升，开胸利壅。

紫苏叶 ⑨ 辛，风寒发表，梗下诸气，消除胀满。

麻黄 ⑩ 味辛，解表出汗，身热头痛，风寒发散。

---

① 去梗心。

② 或生或煅，一名解石。

③ 细腻洁白者佳，粗头青黑者勿用，研末以水飞过。

④ 去心，黄白色轻松者佳。

⑤ 去芦，要北者佳。

⑥ 去芦，要软者佳。

⑦ 去须，青绿者佳。

⑧ 去芦，青白者佳。

⑨ 背面并紫者佳。

⑩ 去根节，宜陈久，止汗用根。

葛根 ① 味甘，祛风发散，温疟往来，止渴解酒。

薄荷 ② 味辛，最清头目，祛风散热，骨蒸宜服。

防风 ③ 甘温，能除头晕，骨节痹痛，诸风口噤。

荆芥 ④ 味辛，能清头目，表汗祛风，治疮消瘀。

细辛 ⑤ 辛温，少阴头痛，利窍通关，风湿皆用。

羌活 ⑥ 微温，祛风除湿，身痛头痛，舒筋活络。

独活 ⑦ 辛苦，颈项难舒，两足湿痹，诸风能除。

知母 ⑧ 味苦，热渴能除，骨蒸有汗，痰咳皆舒。

白芷 ⑨ 辛温，阳明头痛，风热瘙痒，排脓通用。

藁本 ⑩ 气温，除头巅顶，寒湿可祛，风邪可屏。

香附 ⑪ 味甘，快气开郁，止痛调经，更消宿食。

---

① 白粉者佳。

② 一名鸡苏，龙脑者佳，辛香通窍而散风热。

③ 去芦。

④ 一名假苏，用穗又能止冷汗虚汗。

⑤ 华阴者佳，反藜芦，能发少阴之汗。

⑥ 一名羌青，目赤亦要。

⑦ 一名独摇草，又名胡王使者。

⑧ 去皮毛，生用泻胃火，酒炒泻肾火。

⑨ 一名芳香，可作面脂。

⑩ 去芦。

⑪ 即莎草根，忌铁器。

乌药① 辛温，心腹胀痛，小便滑数，顺气通用。

枳实② 味苦，消食除痞，破积化痰，冲墙倒壁。

枳壳③ 微寒，快气宽肠，胸中气结，胀满堪尝。

白蔻④ 辛温，能祛瘴翳，温中行气，止呕和胃。

青皮⑤ 苦温，能攻气滞，削坚平肝，安胃下食。

陈皮⑥ 辛温，顺气宽膈，留白和胃，消痰去白。

苍术⑦ 苦温，健脾燥湿，发汗宽中，更祛瘴翳。

厚朴⑧ 苦温，消胀泄满，痰气泻痢，其功不缓。

南星⑨ 性热，能治风痰，破伤强直，风搐自安。

半夏⑩ 味辛，健脾燥湿，痰厥头疼，嗽呕堪入。

藿香⑪ 辛温，能止呕吐，发散风寒，霍乱为主。

---

① 一名旁其，一名天台乌。

② 如鹅眼，色黑，陈者佳，水浸去穰，切片麸炒。

③ 水浸去穰，切片麸炒。

④ 去壳取仁。

⑤ 水浸去穰，切片。

⑥ 温水略洗，刮去穰，又名橘红。

⑦ 米泔水浸透，搓去黑皮，切片炒干。

⑧ 要厚如紫豆者佳，去粗皮，姜汁炒。

⑨ 姜汤泡透，切片用，或为末，包入牛胆内，名曰牛胆南星。

⑩ 一名守田，反乌头，滚水泡透，切片，姜汁炒。

⑪ 或用叶，或用梗，或梗叶兼用。

槟榔① 辛温，破气杀虫，祛痰逐水，专除后重。

腹皮② 微温，能下膈气，安胃健脾，浮肿消去。

香薷③ 味辛，伤暑便涩，霍乱水肿，除烦解热。

扁豆④ 微温，转筋吐泻，下气和中，酒毒能化。

猪苓⑤ 味淡，利水通淋，消肿除湿，多服损肾。

泽泻⑥ 甘寒，消肿止渴，除湿通淋，阴汗自遏。

木通⑦ 性寒，小肠热闭，利窍通经，最能导滞。

车前子⑧ 寒，溺涩眼赤，小便能通，大便能实。

地骨皮⑨ 寒，解肌退热，有汗骨蒸，强阴凉血。

木瓜⑩ 味酸，湿肿脚气，霍乱转筋，足膝无力。

威灵⑪ 苦温，腰膝冷痛，消痰痃癖，风湿皆用。

---

① 如鸡心者佳。

② 多有鸩粪毒，用黑豆汤洗净。

③ 陈久者佳。

④ 微炒。

⑤ 削去黑皮，切片。

⑥ 去毛。

⑦ 去皮切片。

⑧ 去壳。

⑨ 去骨。

⑩ 酒洗。

⑪ 去芦酒洗。

牡丹① 苦寒，破血通经，血分有热，无汗骨蒸。

玄参② 苦寒，清无根火，消肿骨蒸，补肾亦可。

沙参③ 味苦，消肿排脓，补肝益肺，退热除风。

丹参④ 味苦，破积调经，生新去恶，祛除带崩。

苦参⑤ 味苦，痈肿疮疥，下血肠风，眉脱赤癞。

龙胆苦寒，疗眼赤疼，下焦湿肿，肝经热烦。

五加皮⑥ 温，祛痛风痹，健步坚筋，益精止沥。

防己气寒，风湿脚痛，热积膀胱，消痈散肿。

地榆⑦ 沉寒，血热堪用，血痢带崩，金疮止痛。

茯神⑧ 补心，善镇惊悸，恍惚健忘，兼除怒恚。

远志⑨ 气温，能祛惊悸，安神镇心，令人多记。

酸枣⑩ 味酸，敛汗祛烦，多眠用生，不眠用炒。

---

① 去骨。

② 紫黑者佳，反藜芦。

③ 去芦，反藜芦。

④ 反藜芦。

⑤ 反藜芦。

⑥ 此皮浸酒，轻身延寿，宁得一把五加，不用金玉满车。

⑦ 如虚寒水泻，切宜忌之。

⑧ 去皮木。

⑨ 甘草汤浸一宿，去骨晒干。

⑩ 去核取仁。

菖蒲^①性温，开心利窍，祛痹除风，出声至妙。

柏子^②味甘，补心益气，敛汗润肠，更疗惊悸。

益智^③辛温，安神益气，遗溺遗精，呕逆皆治。

甘松味香，善除恶气，治体香肌，心腹痛已。

小茴^④性温，能除疝气，腹痛腰疼，调中暖胃。

大茴^⑤味辛，疝气脚气，肿痛膀胱，止呕开胃。

干姜^⑥味辛，表解风寒，炮苦逐冷，虚寒尤堪。

附子^⑦辛热，性走不守，四肢厥冷，回阳功有。

川乌^⑧大热，搜风入骨，湿痹寒疼，破积之物。

木香^⑨微温，散滞和胃，诸风能调，行肝泻肺。

沉香降气，暖胃追邪，通天彻地，气逆为佳。

---

① 去毛，一寸九节者佳，忌铁器。
② 去壳取仁，即柏仁。
③ 去壳取仁，研碎。
④ 盐酒炒。
⑤ 即怀香子。
⑥ 纸包水浸，火煨，切片慢火煨至极黑，亦有生用者。
⑦ 皮黑，顶正圆，一两一枚者佳，面裹火煨，去皮脐，童便浸一宿，
　慢火煮，晒干密封，切片用，亦有该用生者。
⑧ 顶歪斜，制同附子。
⑨ 形如枯骨，苦口粘牙者佳。

《药性歌括四百味》原文

丁香①辛热，能除寒呕，心腹疼痛，温胃可晓。

砂仁②性温，养胃进食，止痛安胎，行气破滞。

荜澄茄③辛，除胀化食，消痰止哕，能逐寒气。

肉桂④辛热，善通血脉，腹痛虚寒，温补可得。

桂枝小梗，横行手臂，止汗舒筋，治手足痹。

吴萸⑤辛热，能调疝气，脐腹寒疼，酸水能治。

延胡⑥气温，心腹卒痛，通经活血，跌仆血崩。

薏苡⑦味甘，专除湿痹，筋节拘挛，肺痈肺痿。

肉蔻⑧辛温，脾胃虚冷，泻痢不休，功可立等。

草蔻⑨辛温，治寒犯胃，作痛呕吐，不食能食。

诃子⑩味苦，涩肠止痢，痰嗽喘急，降火敛肺。

---

① 雄丁香如钉子长，雌丁香如枣核大。

② 去壳取仁。

③ 系嫩胡椒，青时摘取者是。

④ 去粗皮，不见火，妊娠用要炒黑，厚者肉桂，薄者官桂。

⑤ 去梗，汤泡，微炒。

⑥ 即玄胡索。

⑦ 一名穿谷米，去壳取仁。

⑧ 一名肉果，面包，煨熟切片，纸包，捶去油。

⑨ 建宁有淡红花内白色子是真的。

⑩ 又名诃藜勒，六棱黑色者佳，火煨去核。

草果 ① 味辛，消食除胀，截疟逐痰，解瘟辟瘴。

常山 ② 苦寒，截疟除痰，解伤寒热，水胀能宽。

良姜 ③ 性热，下气温中，转筋霍乱，酒食能攻。

山楂 ④ 味甘，磨消肉食，疗疝催疮，消膨健胃。

神曲 ⑤ 味甘，开胃进食，破结逐痰，调中下气。

麦芽 ⑥ 甘温，能消宿食，心腹膨胀，行血散滞。

苏子味辛，祛痰降气，止咳定喘，更润心肺。

白芥子 ⑦ 辛，专化胁痰，疟蒸痞块，服之能安。

甘遂 ⑧ 苦寒，破癥消痰，面浮蛊胀，利水能安。

大戟 ⑨ 甘寒，消水利便，腹胀癥坚，其功瞑眩。

芫花 ⑩ 寒苦，能消胀蛊，利水泻湿，止咳痰吐。

---

① 去壳取仁。

② 酒浸切片。

③ 结实秋收名红豆蔻，善解酒毒，余治同。

④ 一名糖球子，俗呼山里红，蒸，去核用。

⑤ 炒黄色。

⑥ 炒，孕妇勿用，恐堕胎元。

⑦ 微炒。

⑧ 反甘草。

⑨ 反甘草。

⑩ 反甘草。

《药性歌括四百味》原文

商陆 ① 苦寒，赤白各异，赤者消风，白利水气。

海藻 ② 咸寒，消瘿散疬，除胀破癥，利水通闭。

牵牛 ③ 苦寒，利水消肿，蛊胀痃癖，散滞除壅。

葶苈 ④ 辛苦，利水消肿，痰咳癥瘕，治喘肺痈。

瞿麦苦寒，专治淋病，且能堕胎，通经立应。

三棱 ⑤ 味苦，利血消癖，气滞作痛，虚者当忌。

五灵味甘，血滞腹痛，止血用炒，行血用生。

干漆 ⑥ 辛温，通经破瘕，追积杀虫，效如奔马。

蒲黄味甘，逐瘀止崩，止血须炒，破血用生。

苏木甘咸，能行积血，产后血经，兼医仆跌。

桃仁 ⑦ 甘平，能润大肠，通经破瘀，血瘕堪尝。

莪术 ⑧ 温苦，善破痃癖，止痛消瘀，通经最宜。

姜黄味辛，消痈破血，心腹结痛，下气最捷。

---

① 一名章柳。

② 与海带、昆布，散结溃坚功同，反甘草。

③ 黑者属水力速，白者属金力迟，并取头末用。

④ 隔纸略炒。

⑤ 去毛，火煨，切片，醋炒。

⑥ 捣，炒令烟尽，生则损人伤胃。

⑦ 汤浸，尖皮皆去尽，研如泥。

⑧ 去根，火煨，切片，醋炒。

郁金味苦，破血行气，血淋溺血，郁结能舒。

金银花^⑨甘，疗痈无对，未成则散，已成则溃。

漏芦^⑩性寒，祛恶疮毒，补血排脓，生肌长肉。

蒺藜味苦，疗疮瘙痒，白癜头疮，翳除目朗。

白及味苦，功专收敛，肿毒疮疡，外科最善。

蛇床辛苦，下气温中，恶疮疥癞，逐瘀祛风。

天麻味甘，能祛头眩，小儿惊痫，拘挛瘫痪。

白附辛温，治面百病，血痹风疮，中风痰症。

全蝎味辛，祛风痰毒，口眼㖞斜，风痫发搐。

蝉蜕甘寒，消风定惊，杀疳除热，退翳侵睛。

僵蚕^⑪味咸，诸风惊痫，湿痰喉痹，疮毒瘢痕。

蜈蚣^⑫味辛，蛇虺恶毒，镇惊止痉，堕胎逐瘀。

木鳖甘寒，能追疮毒，乳痈腰疼，消肿最速。

蜂房咸苦，惊痫瘛疭，牙疼肿毒，瘰疬乳痈。

---

⑨ 一名忍冬，一名鹭鸶藤，一名金钗股，一名老翁须。

⑩ 一名野兰。

⑪ 去丝酒炒。

⑫ 头足赤者佳，炙黄，去头足。

花蛇 ① 温毒，瘫痪喎斜，大风疥癞，诸毒称佳。

蛇蜕咸平，能除翳膜，肠痔蛊毒，惊痫搐搦。

槐花味苦，痔漏肠风，大肠热痢，更杀蛔虫。

鼠粘子 ② 辛，能除疮毒，瘾疹风热，咽痛可逐。

茵陈味苦，退疸除黄，泻湿利水，清热为凉。

红花辛温，最消瘀热，多则通经，少则养血。

蔓荆子苦，头痛能医，拘挛湿痹，泪眼堪除。

兜铃 ③ 苦寒，能熏痔漏，定喘消痰，肺热久嗽。

百合味甘，安心定胆，止嗽消浮，痈疽可啖。

秦艽 ④ 微寒，除湿荣筋，肢节风痛，下血骨蒸。

紫菀 ⑤ 苦辛，痰喘咳逆，肺痈吐脓，寒热并济。

款花 ⑥ 甘温，理肺消痰，肺痈喘咳，补劳除烦。

金沸草 ⑦ 温，消痰止嗽，明目祛风，逐水尤妙。

---

① 两鼻孔，四獠牙，头戴二十四朵花，尾上有个佛指甲，是出蕲州者佳。

② 一名牛蒡子，一名大力子，一名恶实。

③ 去膈膜根，名青木香，散气。

④ 新好罗纹者佳。

⑤ 去头。

⑥ 要嫩茸，去本。

⑦ 一名旋覆花，一名金钱花。

桑皮^①甘辛，止嗽定喘，泻肺火邪，其功不浅。

杏仁^②温苦，风寒喘嗽，大肠气闭，便难切要。

乌梅酸温，收敛肺气，止渴生津，能安泻痢。

天花粉寒，止渴祛烦，排脓消毒，善除热痰。

瓜蒌仁^③寒，宁嗽化痰，伤寒结胸，解渴止烦。

密蒙花^④甘，主能明目，虚翳青盲，服之效速。

菊花^⑤味甘，除热祛风，头晕目赤，收泪殊功。

决明子甘，能祛肝热，目痛收泪，仍止鼻血。

犀角酸寒，化毒辟邪，解热止血，消肿毒蛇。

羚羊角寒，明目清肝，祛惊解毒，神志能安。

龟甲^⑥味甘，滋阴补肾，止血续筋，更医颅囟。

木贼味甘，祛风退翳，能止月经，更消积聚。

鳖甲^⑦咸平，劳嗽骨蒸，散瘀消肿，祛痞除癥。

---

① 风寒新嗽生用，虚劳久嗽，蜜水炒用，去红皮。
② 单仁者，泡去皮尖，麸炒入药，双仁者有毒，杀人，勿用。
③ 去壳用仁，重纸包，砖压掺之，只一度去油用。
④ 酒洗，蒸过晒干。
⑤ 家园内味甘黄小者佳，去梗。
⑥ 即败龟板。
⑦ 去裙，蘸醋炙黄。

桑上寄生，风湿腰痛，止漏安胎，疮疡亦用。

火麻①味甘，下乳催生，润肠通结，小水能行。

山豆根②苦，疗咽痛肿，敷蛇虫伤，可救急用。

益母草③苦，女科为主，产后胎前，生新祛瘀。

紫草咸寒，能通九窍，利水消膨，痘疹最要。

紫葳④味酸，调经止痛，崩中带下，癥瘕通用。

地肤子⑤寒，祛膀胱热，皮肤瘙痒，除热甚捷。

楝根性寒，能追诸虫，疼痛立止，积聚立通。

樗根⑥味苦，泻痢带崩，肠风痔漏，燥湿涩精。

泽兰甘苦，痈肿能消，打仆伤损，肢体虚浮。

牙皂⑦味辛，通关利窍，敷肿痛消，吐风痰妙。

芜荑味辛，驱邪杀虫，痔瘘癣疥，化食除风。

雷丸⑧味苦，善杀诸虫，癫痫蛊毒，治儿有功。

---

① 微炒，砖擦去壳，取仁。

② 俗名金锁匙。

③ 一名茺蔚子。

④ 即凌霄花。

⑤ 一名铁扫帚子。

⑥ 去粗皮，取二层白皮，切片酒炒。

⑦ 去弦子粗皮，不蛀者佳。

⑧ 赤者杀人，白者佳，甘草煎水泡一宿。

胡麻仁[1]甘，疗肿恶疮，熟补虚损，筋壮力强。

苍耳子苦，疥癣细疮，驱风湿痹，瘙痒堪尝。

蕤仁味甘，风肿烂弦，热胀胬肉，眼泪立痊。

青葙子苦，肝脏热毒，暴发赤障，青盲可服。

谷精草[2]辛，牙齿风痛，口疮咽痹，眼翳通用。

白薇大寒，疗风治疟，人事不知，昏厥堪却。

白蔹微寒，儿疟惊痫，女阴肿痛，痈疔可啖。

青蒿气寒，童便熬膏，虚热盗汗，除骨蒸劳。

茅根味甘，通关逐瘀，止吐衄血，客热可去。

大小蓟苦，消肿破血，吐衄咯唾，崩漏可啜。

枇杷叶[3]苦，偏理肺脏，吐秽不止，解酒清上。

射干[4]味苦，逐瘀通经，喉痹口臭，痈毒堪凭。

鬼箭羽[5]苦，通经堕胎，杀虫破结，驱邪除乖。

夏枯草[6]苦，瘰疬瘿瘤，破癥散结，湿痹能瘳。

---

① 一名巨胜，黑者佳。

② 一名戴星草。

③ 布拭去毛。

④ 一名乌翣根。

⑤ 一名卫矛。

⑥ 冬至后发生，夏至时枯。

卷柏味辛，癥瘕血闭，风眩痿躄，更驱鬼疰。

马鞭味苦，破血通经，癥瘕痞块，服之最灵。

鹤虱味苦，杀虫追毒，心腹卒痛，蛔虫堪逐。

白头翁寒，散癥逐血，瘿疬疟疝，止痛百节。

旱莲草甘，生须黑发，赤痢堪止，血流可截。

慈菇辛苦，疔肿痈疽，恶疮瘾疹，蛇虺并施。

榆皮①味甘，通水除淋，能利关节，敷肿痛定。

钩藤②微寒，疗儿惊痫，手足瘈疭，抽搐口眼。

豨莶③味苦，追风除湿，聪耳明目，乌须黑发。

辛夷④味辛，鼻塞流涕，香臭不闻，通窍之剂。

续随子⑤辛，恶疮蛊毒，通经消积，不可过服。

海桐皮苦，霍乱久痢，疳蟨疥癣，牙痛亦治。

石楠藤⑥辛，肾衰脚弱，风淫湿痹，堪为妙药。

---

① 取里面白皮，切片晒干。

② 苗类钓钩，故曰钩藤。

③ 蜜同酒浸，九晒为丸服。

④ 去心毛。

⑤ 一名千金子，一名拒冬实，去皮壳，取仁，纸包，压去油。

⑥ 一名鬼目。

大青气寒，伤寒热毒，黄汗黄疸，时疫宜服。

侧柏叶苦，吐衄崩痢，能生须眉，除湿之剂。

槐实 [1] 味苦，阴疮湿痒，五痔肿痛，止血极莽。

瓦楞子 [2] 咸，妇人血块，男子痰癖，癥瘕可瘥。

棕榈子苦，禁泄涩痢，带下崩中，肠风堪治。

冬葵子 [3] 寒，滑胎易产，癃利小便，善通乳难。

淫羊藿 [4] 辛，阴起阳兴，坚筋益骨，志强力增。

松脂 [5] 味甘，滋阴补阳，驱风安脏，膏可贴疮。

覆盆子 [6] 甘，肾损精竭，黑须明眸，补虚续绝。

合欢 [7] 味甘，利人心志，安脏明目，快乐无虑。

金樱子 [8] 涩，梦遗精滑，禁止遗尿，寸白虫杀。

楮实味甘，壮筋明目，益气补虚，阳痿当服。

---

[1] 即槐角黑子也。

[2] 即蚶子壳，火煅醋淬。

[3] 即葵菜子。

[4] 即仙灵脾，俗呼三枝九叶草也。

[5] 一名沥青。

[6] 去蒂。

[7] 即交枝树。

[8] 霜后红熟，去核。

郁李仁 ① 酸，破血润燥，消肿利便，关格通导。

密陀僧咸，止痢医痔，能除白癜，诸疮可治。

伏龙肝 ② 温，治疫安胎，吐血咳逆，心烦妙哉。

石灰味辛，性烈有毒，辟虫立死，堕胎甚速。

穿山甲 ③ 毒，痔癖恶疮，吹奶肿痛，通经排脓。

蚯蚓气寒，伤寒温病，大热狂言，投之立应。

蟾蜍气凉，杀疳蚀癖，瘟疫能碎，疮毒可祛。

刺猬皮苦，主医五痔，阴肿疝痛，能开胃气。

蛤蚧味咸，肺痿血咯，传尸劳疰，服之可却。

蝼蛄味咸，治十水肿，上下左右，效不旋踵。

桑螵蛸咸，淋浊精泄，除疝腰疼，虚损莫缺。

田螺 ④ 性冷，利大小便，消肿除热，醒酒立见。

水蛭 ⑤ 味咸，除积瘀坚，通经堕产，折伤可痊。

贝子味咸，解肌散结，利水消肿，目翳清洁。

---

① 破核取仁，汤泡去皮，研碎。

② 取年深色变褐者佳。

③ 用甲剉碎，土炒成珠。

④ 浊酒煮熟，挑肉食之。

⑤ 即马蟥蜞。

海螵蛸^①咸，漏下赤白，癥瘕疝气，阴肿可得。

青礞石^②寒，硝煅金色，坠痰消食，疗效莫测。

磁石味咸，专杀铁毒，若误吞针，系线即出。

花蕊石^③寒，善止诸血，金疮血流，产后血涌。

代赭石寒，下胎崩带，儿疳泻痢，惊痫呕噫。

黑铅味甘，止呕反胃，瘰疬外敷，安神定志。

狗脊^④味甘，酒蒸入剂，腰背膝痛，风寒湿痹。

骨碎补^⑤温，折伤骨节，风血积疼，最能破血。

茜草味苦，便衄吐血，经带崩漏，损伤虚热。

王不留行^⑥，调经催产，除风痹痛，乳痈当啖。

狼毒味辛，破积瘕癥，恶疮鼠瘘，止心腹疼。

藜芦^⑦味辛，最能发吐，肠澼泻痢，杀虫消蛊。

---

① 一名乌贼鱼骨。
② 用焰硝同入锅内，火煅如金色者。
③ 火煅研。
④ 根类金毛狗脊。
⑤ 去毛，即胡孙良姜。
⑥ 即剪金子花，取酒蒸，火焙干。
⑦ 取根去头，用川黄连为使，恶大黄，畏葱白，反芍药、细辛、
   人参、沙参、玄参、丹参、苦参，切忌同用。

蓖麻子 ① 辛，吸出滞物，涂顶肠收，涂足胎出。

荜茇味辛，温中下气，痃癖阴疝，霍乱泻痢。

百部味甘，骨蒸劳瘵，杀疳蛔虫，久嗽功大。

京墨味辛，吐衄下血，产后崩中，止血甚捷。

女贞子 ② 苦，黑发乌须，强筋壮力，祛风补虚。

瓜蒂 ③ 苦寒，善能吐痰，消身肿胀，并治黄疸。

粟壳 ④ 性涩，泄痢嗽怯，劫病如神，杀人如剑。

巴豆 ⑤ 辛热，除胃寒积，破癥消痰，大能通痢。

夜明砂 ⑥ 粪，能下死胎，小儿无辜，瘰疬堪裁。

斑蝥 ⑦ 有毒，破血通经，诸疮瘰疬，水道能行。

蚕沙性温，湿痹瘾疹，瘫风肠鸣，消渴可饮。

胡黄连 ⑧ 苦，治劳骨蒸，小儿疳痢，盗汗虚惊。

---

① 去壳取仁。

② 一名冬青子。

③ 即北方甜瓜蒂也，一名苦丁香，散用则吐，丸用则泻。

④ 不可轻用，蜜水炒。

⑤ 一名江子，一名巴椒，反牵牛，去壳，看症制用。

⑥ 一名伏翼粪，一名蝙蝠屎。

⑦ 去头翅足，米炒熟用。

⑧ 折断一线烟出者佳，忌猪肉。

使君^①甘温，消疳消浊，泻痢诸虫，总能除却。

赤石脂^②温，保固肠胃，溃疡生肌，涩精泻痢。

青黛^③咸寒，能平肝木，惊痫疳痢，兼除热毒。

阿胶^④甘平，止咳脓血，吐衄胎崩，虚羸可啜。

白矾^⑤味酸，化痰解毒，治症多能，难以尽述。

五倍^⑥苦酸，疗齿疳䘌，痔痛疮脓，兼除风热。

玄明粉^⑦辛，能蠲宿垢，化积消痰，诸热可疗。

通草味甘，善治膀胱，消痈散肿，能医乳房。

枸杞^⑧甘平，添精补髓，明目祛风，阴兴阳起。

黄精^⑨味甘，能安脏腑，五劳七伤，此药大补。

何首乌^⑩甘，添精种子，黑发悦颜，强身延纪。

---

① 微火煨，去壳取仁。

② 色赤粘舌为良，火煅，醋淬，研碎。

③ 即靛花。

④ 要金井者佳，蛤粉炒成珠。

⑤ 火煅过，名枯矾。

⑥ 一名文蛤，一名百虫仓，百药煎即此造成。

⑦ 用朴硝，以萝卜同制过者是。

⑧ 紫熟味甘膏润者佳，去梗蒂。

⑨ 与钩吻略同，切勿误用，洗净，九蒸九晒。

⑩ 赤白兼用，泔浸，过一宿捣碎。

五味①酸温，生津止渴，久嗽虚劳，肺肾枯竭。

山茱②性温，涩精益髓，肾虚耳鸣，腰膝痛止。

石斛③味甘，却惊定志，壮骨补虚，善驱冷痹。

破故纸④温，腰膝酸痛，兴阳固精，盐酒炒用。

薯蓣⑤甘温，理脾止泻，益肾补中，诸虚可治。

苁蓉⑥味甘，峻补精血，若骤用之，更动便滑。

菟丝⑦甘平，梦遗滑精，腰痛膝冷，添髓壮筋。

牛膝⑧味苦，除湿痹痿，腰膝酸疼，小便淋沥。

巴戟⑨辛甘，大补虚损，精滑梦遗，强筋固本。

仙茅味辛，腰足挛痹，虚损劳伤，阳道兴起。

牡蛎⑩微寒，涩精止汗，崩带胁痛，老痰祛散。

① 风寒咳嗽用南，虚损劳伤用北，去梗。
② 酒蒸，去核选肉，其核勿用，恐其滑精难治。
③ 去根，如金色者佳。
④ 一名补骨脂，盐酒洗炒。
⑤ 一名山药，一名山芋，怀庆者佳。
⑥ 酒洗，去鳞用，除心内膜筋。
⑦ 水洗净，热酒砂罐煨烂，捣碎晒干，合药同麝末为丸，不堪作汤。
⑧ 怀庆者佳，去芦酒洗。
⑨ 肉厚连珠者佳，酒浸过宿，追去骨，晒干，俗名二蔓草。
⑩ 左顾大者佳，火煅红，研。

楝子① 苦寒，膀胱疝气，中湿伤寒，利水之剂。

萆薢② 甘苦，风寒湿痹，腰背冷痛，添精益气。

续断③ 味辛，接骨续筋，跌仆折损，且固遗精。

龙骨④ 味甘，梦遗精泄，崩带肠痈，惊痫风热。

人之头发⑤，补阴甚捷，吐衄血晕，风惊痫热。

鹿茸⑥ 甘温，益气补阳，泄精尿血，崩带堪尝。

鹿角胶温，吐衄虚羸，跌仆伤损，崩带安胎。

膃肭脐⑦ 热，补益元阳，固精起痿，疝癖劳伤。

紫河车⑧ 甘，疗诸虚损，劳瘵骨蒸，滋培根本。

枫香味辛，外科要药，瘙疮瘾疹，齿痛亦可。

檀香味辛，开胃进食，霍乱腹痛，中恶移气。

025

---

① 即金铃子，酒浸，蒸，去皮核。

② 白者为佳，酒浸切片。

③ 酒洗切片，如鸡脚者佳。

④ 火煅。

⑤ 一名血余。

⑥ 燎去毛，或酒或酥炙令脆。

⑦ 酒浸，微炙令香。

⑧ 一名混沌皮，一名混元衣，即胞衣也。长流水洗净，或新瓦烘干，或用甑蒸烂，忌铁器。

《药性歌括四百味》原文

安息香^①辛，驱除秽恶，开窍通关，死胎能落。

苏合香甘，祛痰辟秽，蛊毒痫痉，梦魇能去。

熊胆味苦，热蒸黄疸，恶疮虫痔，五疳惊痫。

硇砂^②有毒，溃痈烂肉，除翳生肌，破癥消毒。

硼砂^③味辛，疗喉肿痛，膈上热痰，噙化立中。

朱砂^④味甘，镇心养神，祛邪解毒，定魄安魂。

硫黄性热，扫除疥疮，壮阳逐冷，寒邪敢当。

龙脑^⑤味辛，目痛头痹，狂躁妄语，真为良剂。

芦荟^⑥气寒，杀虫消疳，癫痫惊搐，服之立安。

天竺黄^⑦甘，急慢惊风，镇心解热，化痰有功。

麝香^⑧辛温，善通关窍，辟秽安惊，解毒甚妙。

乳香^⑨辛苦，疗诸恶疮，生肌止痛，心腹尤良。

---

① 黑黄色。
② 水飞，去土石，生用败肉，火煅可用。
③ 大块光莹者佳。
④ 生即无害，炼服即能杀人。
⑤ 即冰片。
⑥ 俗名象胆。
⑦ 出天竺国。
⑧ 不见火。
⑨ 去砂石用，灯心同研。

没药苦平，治疮止痛，跌打损伤，破血通用。

阿魏性温，除癥破结，止痛杀虫，传尸可灭。

水银性寒，治疥杀虫，断绝胎孕，催生立通。

轻粉性燥，外科要药，杨梅诸疮，杀虫可托。

砒霜① 大毒，风痰可吐，截疟除哮，能消沉痼。

雄黄苦辛，辟邪解毒，更治蛇虺，喉风息肉。

珍珠气寒，镇惊除痫，开聋磨翳，止渴坠痰。

牛黄味苦，大治风痰，定魄安魂，惊痫灵丹。

琥珀② 味甘，安魂定魄，破瘀消癥，利水通涩。

血竭③ 味咸，跌仆损伤，恶毒疮痈，破血有谁。

石钟乳甘，气乃慓悍，益气固精，治目昏暗。

阳起石④ 甘，肾气乏绝，阴痿不起，其效甚捷。

桑椹子甘，解金石燥，清除热渴，染须发皓。

蒲公英⑤ 苦，溃坚消肿，结核能除，食毒堪用。

---

① 一名人言，一名信，所畏绿豆、冷水、米醋、姜肉，误中毒，
　服其中一味即解。

② 拾起草芥者佳。

③ 一名麒麟竭，敲断，有镜脸光者是。

④ 火煅，酒淬七次，再酒煮半日，研细。

⑤ 一名黄花地丁草。

石韦味苦，通利膀胱，遗尿或淋，发背疮疡。

萹蓄味苦，疥瘙疽痔，小儿蛔虫，女人阴蚀。

鸡内金寒，溺遗精泄，禁痢漏崩，更除烦热。

鲤鱼味甘，消水肿满，下气安胎，其功不缓。

芡实 ① 味甘，能益精气，腰膝酸疼，皆主湿痹。

石莲子苦，疗噤口痢，白浊遗精，清心良剂。

藕味甘寒，解酒清热，消烦逐瘀，止吐衄血。

龙眼味甘，归脾益智，健忘怔忡，聪明广记。

莲须味甘，益肾乌须，涩精固髓，悦颜补虚。

石榴皮酸，能禁精漏，止痢涩肠，染须尤妙。

陈仓谷米 ②，调和脾胃，解渴除烦，能止泻痢。

莱菔子 ③ 辛，喘咳下气，倒壁冲墙，胀满消去。

砂糖味甘，润肺利中，多食损齿，湿热生虫。

饴糖味甘，和脾润肺，止咳消痰，中满休食。

麻油性冷，善解诸毒，百病能治，功难悉述。

---

① 一名鸡头，去壳取仁。

② 愈陈愈佳，黏米陈粟米功同。

③ 即萝卜子也。

白果^①甘苦，喘嗽白浊，点茶压酒，不可多嚼。

胡桃肉甘，补肾黑发，多食生痰，动气之物。

梨^②味甘酸，解酒除渴，止嗽消痰，善驱烦热。

榧实味甘，主疗五痔，蛊毒三虫，不可多食。

竹茹止呕，能除寒热，胃热咳哕，不寐安歇。

竹叶^③味甘，退热安眠，化痰定喘，止渴消烦。

竹沥^④味甘，阴虚痰火，汗热烦渴，效如开锁。

莱菔根^⑤甘，下气消谷，痰癖咳嗽，兼解面毒。

灯草味甘，能利小便，癃闭成淋，湿肿为最。

艾叶^⑥温平，温经散寒，漏血安胎，心痛即安。

绿豆气寒，能解百毒，止渴除烦，诸热可服。

川椒^⑦辛热，祛邪逐寒，明目杀虫，温而不猛。

胡椒味辛，心腹冷痛，下气温中，跌仆堪用。

----

① 一名银杏。

② 勿多食，令人寒中作泻，产妇金疮属血虚，切忌。

③ 味淡者佳。

④ 截尺余，直劈数片，两砖架起，火烘，两头流沥，每沥一盏，姜汁二匙。

⑤ 俗云萝卜。

⑥ 宜陈久者佳，揉烂醋浸炒之。

⑦ 去目微炒。

石蜜甘平，入药炼熟，益气补中，润燥解毒。

马齿苋寒，青盲白翳，利便杀虫，癥痈咸治。

葱白①辛温，发表出汗，伤寒头痛，肿痛皆散。

胡荽味辛，上止头痛，内消谷食，痘疹发生。

韭味辛温，祛除胃寒，汁清血瘀，子医梦泄。

大蒜辛温，化肉消谷，解毒散痈，多用伤目。

食盐味咸，能吐中痰，心腹卒痛，过多损颜。

茶茗性苦，热渴能济，上清头目，下消食气。

酒②通血脉，消愁遣兴，少饮壮神，过多损命。

醋③消肿毒，积瘕可去，产后金疮，血晕皆治。

淡豆豉④寒，能除懊恼，伤寒头痛，兼理瘴气。

莲子⑤味甘，健脾理胃，止泻涩精，清心养气。

大枣味甘，调和百药，益气养脾，中满休嚼。

生姜⑥性温，通畅神明，痰嗽呕吐，开胃极灵。

---

① 忌与蜜同食。

② 用无灰酒，凡煎药入酒，药热方入。

③ 一名苦酒，用味酸者。

④ 用江西淡豉黑豆造者。

⑤ 食不去心，恐成卒暴霍乱。

⑥ 去皮即热，留皮即冷。

桑叶性寒，善散风热，明目清肝，又兼凉血。

浮萍辛寒，发汗利尿，透疹散邪，退肿有效。

柽柳甘咸，透疹解毒，熏洗最宜，亦可内服。

胆矾酸寒，涌吐风痰，癫痫喉痹，烂眼牙疳。

番泻叶寒，食积可攻，肿胀皆逐，便秘能通。

寒水石咸，能清大热，兼利小便，又能凉血。

芦根甘寒，清热生津，烦渴呕吐，肺痈尿频。

银柴胡寒，虚热能清，又兼凉血，善治骨蒸。

丝瓜络甘，通络行经，解毒凉血，疮肿可平。

秦皮苦寒，明目涩肠，清火燥湿，热痢功良。

紫花地丁，性寒解毒，痈肿疔疮，外敷内服。

败酱微寒，善治肠痈，解毒行瘀，止痛排脓。

红藤苦平，消肿解毒，肠痈乳痈，疗效迅速。

鸦胆子苦，治痢杀虫，疟疾能止，赘疣有功。

白鲜皮寒，疥癣疮毒，痹痛发黄，湿热可逐。

土茯苓平，梅毒宜服，既能利湿，又可解毒。

马勃味辛，散热清金，咽痛咳嗽，吐衄失音。

橄榄甘平，清肺生津，解河豚毒，治咽喉痛。

蕺菜微寒，肺痈宜服，熏洗痔疮，消肿解毒。

板蓝根寒，清热解毒，凉血利咽，大头瘟毒。

西瓜甘寒，解渴利尿，天生白虎，清暑最好。

荷叶苦平，暑热能除，升清治泻，止血散瘀。

豆卷甘平，内清湿热，外解表邪，湿热最宜。

佩兰辛平，芳香辟秽，祛暑和中，化湿开胃。

冬瓜子寒，利湿清热，排脓消肿，化痰亦良。

海金沙寒，淋病宜用，湿热可除，又善止痛。

金钱草咸，利尿软坚，通淋消肿，结石可痊。

赤小豆平，活血排脓，又能利水，退肿有功。

泽漆微寒，逐水捷效，退肿祛痰，兼治瘰疬。

葫芦甘平，通利小便，兼治心烦，退肿最善。

半边莲辛，能解蛇毒，痰喘能平，腹水可逐。

海风藤辛，痹证宜用，除湿祛风，通络止痛。

络石微寒，经络能通，祛风止痛，凉血消痈。

桑枝苦平，通络祛风，痹痛拘挛，脚气有功。

千年健温，除湿祛风，强筋健骨，痹痛能攻。

松节苦温，燥湿祛风，筋骨酸痛，用之有功。

伸筋草温，祛风止痛，通络舒筋，痹痛宜用。

虎骨味辛，健骨强筋，散风止痛，镇惊安神。

乌梢蛇平，无毒性善，功同白花，作用较缓。

夜交藤平，失眠宜用，皮肤痒疮，肢体酸痛。

玳瑁甘寒，平肝镇心，神昏痉厥，热毒能清。

石决明咸，眩晕目昏，惊风抽搐，劳热骨蒸。

香橼性温，理气疏肝，化痰止呕，胀痛皆安。

佛手性温，理气宽胸，疏肝解郁，胀痛宜用。

薤白苦温，辛滑通阳，下气散结，胸痹宜尝。

荔枝核温，理气散寒，疝瘕腹痛，服之俱安。

柿蒂苦涩，呃逆能医，柿霜甘凉，燥咳可治。

刀豆甘温，味甘补中，气温暖肾，止呃有功。

九香虫温，胃寒宜用，助阳温中，理气止痛。

玫瑰花温，疏肝解郁，理气调中，行瘀活血。

紫石英温，镇心养肝，惊悸怔忡，子宫虚寒。

仙鹤草涩，收敛补虚，出血可止，劳伤能愈。

三七性温，止血行瘀，消肿定痛，内服外敷。

百草霜温，止血功良，化积止泻，外用疗疮。

降香性温，止血行瘀，辟恶降气，胀痛皆除。

川芎辛温，活血通经，除寒行气，散风止痛。

月季花温，调经宜服，瘰疬可治，又消肿毒。

刘寄奴苦，温通行瘀，消胀定痛，止血外敷。

自然铜辛，接骨续筋，既散瘀血，又善止痛。

皂角刺温，消肿排脓，疮癣瘙痒，乳汁不通。

虻虫微寒，逐瘀散结，癥瘕蓄血，药性猛烈。

䗪虫咸寒，行瘀通经，破癥消瘕，接骨续筋。

党参甘平，补中益气，止渴生津，邪实者忌。

太子参凉，补而能清，益气养胃，又可生津。

鸡血藤温，血虚宜用，月经不调，麻木酸痛。

冬虫夏草，味甘性温，虚劳咳血，阳痿遗精。

锁阳甘温，壮阳补精，润燥通便，强骨养筋。

葫芦巴温，逐冷壮阳，寒疝腹痛，脚气宜尝。

杜仲甘温，腰痛脚弱，阳痿尿频，安胎良药。

沙苑子温，补肾固精，养肝明目，并治尿频。

玉竹微寒，养阴生津，燥热咳嗽，烦渴皆平。

鸡子黄甘，善补阴虚，除烦止呕，疗疮熬涂。

谷芽甘平，养胃健脾，饮食停滞，并治不饥。

白前微温，降气下痰，咳嗽喘满，服之皆安。

胖大海淡，清热开肺，咳嗽咽疼，音哑便秘。

海浮石咸，清肺软坚，痰热喘咳，瘰疬能痊。

昆布咸寒，软坚清热，瘿瘤癥瘕，瘰疬痰核。

海蛤壳咸，软坚散结，清肺化痰，利尿止血。

海蜇味咸，化痰散结，痰热咳嗽，并消瘰疬。

荸荠微寒，痰热宜服，止渴生津，滑肠明目。

禹余粮平，止泻止血，固涩下焦，泻痢最宜。

小麦甘凉，除烦养心，浮麦止汗，兼治骨蒸。

贯众微寒，解毒清热，止血杀虫，预防瘟疫。

南瓜子温，杀虫无毒，血吸绦蛔，大剂吞服。

铅丹微寒，解毒生肌，疮疡溃烂，外敷颇宜。

樟脑辛热，开窍杀虫，理气辟浊，除痒止疼。

炉甘石平，去翳明目，生肌敛疮，燥湿解毒。

大风子热，善治麻风，疥疮梅毒，燥湿杀虫。

孩儿茶凉，收湿清热，生肌敛疮，定痛止血。

木槿皮凉，疥癣能愈，杀虫止痒，浸汁外涂。

蚤休微寒，清热解毒，痈疽蛇伤，惊痫发搐。

番木鳖寒，消肿通络，喉痹痈疡，瘫痪麻木。

药四百余，精制不同，生熟新久，炮煅炙烘。

汤丸膏散，各起疲癃，合宜而用，乃是良工。

云林歌括，可以训蒙，略陈梗概，以候明公。

理加斫削，济世无穷。

第99课 荔枝核、柿蒂、刀豆、九香虫

荔枝核温，理气散寒，疝瘕腹痛，服之俱安。

柿蒂苦涩，呃逆能医，柿霜甘凉，燥咳可治。

刀豆甘温，味甘补中，气温暖肾，止呃有功。

九香虫温，胃寒宜用，助阳温中，理气止痛。

2 月 11 日

晴

湖心亭公园

《药性歌括四百味》，今天看看哪四味？

我为什么要办武堂、文堂，即功夫堂跟书法堂。

我发现文化可以健脑，功夫可以健身。在我们堂口里，大家练功夫好像火烧身一样，1 个小时顶得上 8 个小时的运动量，密不间断，一句话不说。

大家共同造就了"只练不说"这种气场。即使那些平时顽皮懒惰的孩子，在里面都不得不动起来，认真对待。

我认为尊师重道，有时不一定是要求学生，只要我们做得够严格够认真，那些孩子们自然会尊师重道。

古人讲："国之将兴必尊师而重道也。"一个国家越兴旺，民众就越尊崇师父。

相书里也有讲：尊崇师父定产贤良。大意是如果你很尊崇师父、知识跟书籍，必定品德高尚，是一个贤良的人。

我认为学习差，起步低，短板多都不重要，但尊崇师父很重要。只要虚心求学，所有短板都能弥补。

之前有一个小孩子来这里学习，他说很感恩师父。我跟他说，真正感恩师父的行为就是努力学习，学到超越老师就是真正的感恩。

普通的鞠躬，那叫小尊重。学超师长，那是大尊重。

我并不太重视这些常规的礼仪，而很重视一个人是否精进，是否很努力去帮助别人。

我们开始讲中药荔枝。荔枝果肉可以吃，荔枝皮可以治皮肤病，荔枝核治什么呢？

荔枝核温，理气散寒。荔枝核药性温，可以理气散寒，可以治疗睾丸肿痛、寒疝腹痛。

如果小孩子冬天坐在石头上玩耍，下腹疼痛，甚至有的小男孩睾丸肿痛，就可将荔枝核捣烂加点酒，让孩子喝上一小杯，孩子疼痛很快就消失了。

果核是种子的一部分，可以繁衍后代，比如我们吃完一颗荔枝把核种在地里，它就可能会长成一棵树。

荔枝核可作用于人的生殖系统。睾丸、卵巢周围气机不通，或有囊肿、积液，如鞘膜积液或者盆腔积液，可以用荔枝核配伍小茴香，再加适量酒煮热喝，积液就能消除。

仁核善沉降，专入下焦也。枝叶就多疏散。

疝瘕腹痛。上车村有一个小娃子经常疝气疼痛，一跑疝气就鼓出来，他爷爷很揪心，然后找到我，我给患者配伍补中益气汤加荔枝核，患者吃了半个月后疝气除去，可以正常上学了。

瘕是什么？瘕也是气聚。小腹里头的肌瘤、结节，可以用荔枝核、山楂核再配合乌药等治疗，如子宫肌瘤。

妇人月经来临前受冻，痛经表现为刺痛，说明有瘀血，可以用荔枝核配伍川芎、香附，这三味药是治疗妇人寒凝瘀滞、血气刺痛的良药。

服之俱安。患者寒湿疼痛服用荔枝核以后都能好转。

有个方子叫荔香散，由荔枝和木香两味药打成粉制成。

我们也可以做，收集荔枝核晒干，再买点木香，用石臼分别擂成粉，再等量混在一起，可放在罐子里保存。

患者肚腹隐痛，胸肋痛，胀气痛，用一小勺荔香散混点酒，煮热后喝下去，很快就见效。

果核、果皮也是药。有些人吃完荔枝，说荔枝核没用就丢掉了；吃完橘子，橘皮就丢掉了。不是它们没用，是很多人不会用。

同样，有些人排斥周围人，或者看不起别人，跟左邻右舍、亲朋好友常常闹矛盾。并不是对方没水平，而是他看不到对方的水平。

我们曾门六训里的第一训，就是不要看不起人。我认为，不光是人，果核果皮一样有它们的价值。

也不可以小瞧一个人，即使他微弱得像荔枝核那样。

我们再来看西医里面讲的各种炎症，如胃炎、肺炎、肠炎、肝炎。从中医角度来看，这些慢性炎症，都有一个共同特点：气血少。就像车子不能发动了，它不一定是坏了，没有油它也会发动不了。

人的气血不足，这些慢性疾病，就会接二连三地出现。

我碰到一位慢性胃炎的患者，他说患病七年了。我问他晚上几时睡，他说凌晨两点。

我让他坚持晚上九点就睡觉。再用四逆汤配伍四君子汤调理，患者服用三剂药后，不再反酸，胃也不痛了。

气血养足，人体自动就修复。如果长期气血不足，长期没油似地去工作，当然很伤身体。只要气血足够，小伤、小痛就能很快修复。

气血不足，小病也会拖得很久。就好像家里宽裕的人家，屋子说翻新就能很快翻新，但一直都入不敷出的人家，即使屋顶瓦漏、墙皮脱落，他也管不了。

所以，养生跟锻炼一样要戒疲劳。

我们再看柿蒂，柿蒂苦涩。苦能降火，涩能收敛。

有一位糖尿病的患者跟我讲，他没有吃降糖药，但他的血糖值由15mmol/L降到了6mmol/L。

我问他怎么做到的，他说一个方法是按摩脚底板，一个是用阴干的柿子叶泡水喝。说明苦涩的柿子叶，可以降血糖。

呃逆能医。用柿蒂泡茶喝，治疗呃逆效果特别好，因为柿蒂苦涩善沉降。

瓜熟蒂落，我们通常认为蒂都是没用的。但中医中药告诉我们，很多以前以为没用的东西，都有大用。所以，我们瞧不起的人或物，可能大有能耐。

柿蒂治呃逆时，常配伍丁香、生姜。柿蒂汤，就用了这三味药。胃寒呕逆，如喝冰啤酒后反胃呕吐，胃冷痛难忍，生姜、丁香、柿蒂三味药煮热了喝，患者胃暖和了，呃逆也止住了。

癌症患者吃不下东西，胃气上逆，配伍丁香、柿蒂、人参三味药，能补气降逆。气虚呃逆可以用人参补气，能让肠胃有力量，增强丁香跟柿蒂的降气止呕之功。

柿霜甘凉，燥咳可治。以前孩子发热、咳嗽，家里的老人都知道去买柿饼或者柿霜跟雪梨一起煮水，孩子吃了以后热很快退去，燥咳也止住了。说明柿霜甘凉，可以清热润肺。

我们接着来看。我为什么要建功夫堂？医方堂治一方的疾病，已经足够了。

但是我觉得医方堂用药草来治病，是缓解一时燃眉之急。用功夫去强身健体，才永无后顾之忧。

如果把药方治病，比喻成家里装修，就是小修小补。而用功夫去强壮身体，就好比把旧楼推掉以后重建，能重塑身体，比调理更重要。

我讲过，患者找我上百次的小修小补不如真正去练功夫，一次大彻大悟、改头换面更重要。

前几天有位阿姨胸肋痛，她说来练两天功夫

就不痛了，比前面吃十付药还管用。

人不练不健康，铁不打不成钢。用药小修小补再加上功夫上的改头换面，那就更不一样。

我们再看刀豆。刀豆甘温，味甘补中。刀豆味甘，药性温。刀豆甘甜益力生肌肉，能温中。

气温暖肾。刀豆药性温，能暖腰肾。豆类形似肾脏，能入肾。像赤小豆之类的，都带有一点补肾作用。有一个小食疗方，用刀豆放在猪腰子里煮熟了吃，治疗肾虚腰痛效果好。记住刀豆要熟透，不熟透有小毒。

木薯也要把皮削了煮熟透再吃，而且要吃黄种的木薯。

止呃有功。刀豆、丁香、柿蒂、沉香这些都是沉降之品，止呃有功劳。

为什么有好多老年人临走前还会发出呃呃的腐朽声，就因为胃气将绝也。

人体胃气足时，能不断地往下纳气，胃气不足，甚至气绝，胃就松开来，胃里的气就只能往上逆。东西也吃不进去了。

元气足的人，所有营养都能纳入脾跟肾。

有一位老先生，他用药十分厉害。不管病人是何种顽固疾病、慢性疾病，他总会在药里头加点沉香粉。

患者吃了他开的方子，胃口会好，呼吸更畅快，吸气能吸到丹田之下。如果气吸不到丹田，气就容易往上逆行。

我们练功家有养生十六字诀：息必归田，视必垂怜，食必淡节，卧必虚恬。

这次广西来的朋友说他们那边，砍降香树以后，很多枝节都当柴烧了。我听说后，觉得那很是浪费。降香可以制成佛珠，联系一个造佛珠的公司就可以制作。

如果方便，我们也可以要一批过来。用降香的木直接削成按摩棒，做按摩更有行气之效，比铁棒还能降气、降浊。

降香、沉香，都能沉降诸气。

如果一个人心浮气躁，就可以随身带一个小香囊，里面装上沉香、降香。不能用木香、藿香之类的发散性强的做香料，人会变得更躁。

唯独沉香、降香人服用以后会变得心沉气降。所以许多香类药里都有这两味药，人闻了以后能安神定气。

我们再接着看。以前有位患者问道："医生你在哪里看病？"我说我在刘屋桥,他说："那么远？"

我跟他说，世界上没有遥远难送的快递，只有定位不清不准的人。

你定位清，定位准，留洋美国我都给你邮递过去，都不远。只要认得清，认得准，即使尖山那么高，你也可以爬上去。

所以我觉得你们来这里，第一件事情是要明确自己的定位，想清楚你们要成为哪样的人，这里能不能让你们成为那样的人。

假设你到湖泊生存,想要成为哪种品级的鱼。小鱼、小虾到处都可以生存，但要成为大鱼，还要考虑湖泊能不能容得下你的身体。

我不会拒绝任何一个人，不管他有多难带，只要他定位精准，一切都不是难题。

我们接着讲中药九香虫。

九香虫温。九香虫药性温。

胃寒宜用。国医大师喜欢用九香虫来治疗胃寒胃痛。

他讲到在治疗胃冷痛的药里加九香虫，既能行气也能活血，还能补阳。虫类药善于走窜，所以对于久积瘀血的病证，用九香虫就可以疏通。

助阳温中。九香虫还可以治疗阳痿、早泄、遗精滑精。男子精冷，精子数目不够，可配合一些补肾的药物治疗。

理气止痛。气滞引起的各种疼痛，如胃痛、肝痛、肋痛、腹痛、背痛、腰痛，都可以用九香虫理气止痛。

有人跟我讲，曾老师，别讲这些养生的，大家要的是这个治病的干货。

我笑着跟他说，这个人不养生，他就要源源不断地养医生，再多的药都会不够用。治病的源头在养生，也叫治未病。

我讲讲我对老师和恩师的理解。

假如你迷路了，一个人指给你一条路，你慢慢就能走出去，可以看到大路。这个指路的人是你的老师。同样是迷路了，一个人他一直带你走到大路，这个人就是你的恩师。

他给你讲得好可能只是老师，带你做得好那就是恩师！

像我们，嘴上讲再多练功多好，不去行动，也只能成为别人的老师。

但是我们还带他训练，自己也身体力行，身先士卒，那就能成为他的恩师。

一个人受人尊重的程度在于他能帮到别人多少，帮到别人越多越到位，这个恩就越大，受尊重的程度就越高。

所以一个人得不到别人尊重，不是别人没理会，也不是别人不识货，而是他自己做得不够。

所以在这里训练，我希望你们要用手用脚去做，身教胜于言教，做恩师级的人物。

你做恩师级的人物，带两三个弟子就不一样了。有些老师，他一年带了一百多个孩子，甚至在两个班兼任班主任。

最后，过年没有一个学生来给他拜年的。因为他做到了老师，却没做到恩师。

身体力行带他们训练，把他们保送上健康的宝座，就是我们要做到的。

今天就到这里，更多精彩在明天。

第99课 荔枝核、柿蒂、刀豆、九香虫

第100课 玫瑰花、紫石英、仙鹤草、三七

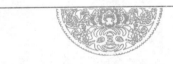

玫瑰花温，疏肝解郁，理气调中，行瘀活血。

紫石英温，镇心养肝，惊悸怔忡，子宫虚寒。

仙鹤草涩，收敛补虚，出血可止，劳伤能愈。

三七性温，止血行瘀，消肿定痛，内服外敷。

2 月 12 日

晴

湖心亭公园

《药性歌括四百味》，今天看看哪四味？

昨天我们讲到真正的师带徒，必是手把手地教。

一位名师、恩师，他是用自己的身体跟行动去讲课的，清华就是培养恩师级的人才。

清华有一个校训：行胜于言！行为永远胜过言语，就是夫子讲的身教胜过言教。

我们功夫堂，也可以用张学友《吻别》里的一句话来表述："不要问，不要说，一切尽在不言中。"

练功时只练不说，跟着榜样练，就不会走样。师父的作用就是努力做好榜样。

晚上我看洪涛带功的时候，自己出的汗，比训练的学生还多。所以你想要学生十分精进，你就得十二分精进。努力做别人的恩师，且做一辈子的恩师。

有些人在别人心中活一辈子，也有些人在别人心中活一阵子。这点很重要。

有智慧的人，他都会努力把周围人先变成朋友，最后变成他的恩师。没有智慧的人，可能就把老师和朋友最后变成了敌人和对手。

我希望大家都能走有智慧这条路子。

我们开始讲中药玫瑰花。玫瑰带刺，但是它可以开出很漂亮的花。所以有些人缺点很大，但是他也有不为人知的优点。

玫瑰花温，疏肝解郁。玫瑰花药性温。一般带刺的花类药，都能够行气解郁。

它就像国家边境军队里，披盔戴甲的，拿刀带枪的士兵，能够守边疆，能够开阔进取，能杀出一条路来。

肝气郁滞的患者，可以喝玫瑰花茶，可以用一小把玫瑰花加几个红枣，喝了以后胸开郁解。经常玩手机，苦瓜脸乐不起来的人们，很适合喝玫瑰花大枣茶。

患者服用以后还可以再做一些相关的推拿按摩，再郁闷也能立马开解。

理气调中。玫瑰花可以理气，可以调理肝胃不和导致的中焦堵塞，患者常常表现为食欲不振。玫瑰花含有芳香的挥发油，现在研究发现，挥发油对胆汁的分泌有很好的促进作用。

我们中医认为，芳香能行气开胃。如果一个人身体感到很疲倦，闻一闻香囊，立马清醒。当我们脾胃功能不太好的时候，吃点香喷喷的东西，胃口就能打开。

我们用木香配玫瑰花治疗一些厌食症，效果就很好。

行瘀活血。玫瑰花可以让瘀血行动起来，让血脉通畅灵活。

所以妇人月经闭塞、痛经，可用玫瑰花、小茴香各10～15克煮水喝，普通的痛经喝一两次就见效。这是玫瑰花小茴香茶。

玫瑰花还可以用于跌打损伤。跌打损伤后局

部有瘀血，像针扎一样痛，而且固定不移。局部瘀青也能辨别出有瘀血，可以用玫瑰花配伍三七粉治疗。

两味药合用，可治疗各类的摔伤震荡伤，以及干活劳伤。患者服用后瘀血化开，人可能比以前更积极更有劲了。

以前我们广东那些山村的老百姓，到年关就要用玫瑰花、三七一起泡茶喝，连续喝3～5天，一年里干活担重物等身体累积的瘀血，就可以像大扫除一样被排出体外。

有瘀血的患者喝完，大便会排出一些暗黑色的东西，脏腑清洁以后，过年都会特别舒服。

有一位医生经常看病，劳累过度，颈肩酸痛。于是他每隔1～2月就弄些玫瑰花、三七、党参煎水喝。党参补气，三七活血，玫瑰花解郁，三味药煮水喝上2～3次以后，人就很精神，身体的疲劳感也就消除了。

现在有一个普遍的现象，就是人们容易疲劳。这个补气活血方，就可以帮助我们抗疲劳。

王清任的《医林改错》这本书，可以说是伤科的妙书。

如果你知识学历不怎么高，想要学武练武，这本书就可以看，而且看了可能成为跌打高手。

书里面就用活血化瘀法治疗绝大部分常见病及多发病。从中我领悟出一句话：周身之气，通而不滞，血活不留瘀；气通血活何患疾病不愈？

像小钰的血糖病、鼻炎，还有其他孩子的头痛病，都可以归为气血不通。气通血活何患疾病不愈，这句话很霸气，很有能量。

就像毛主席讲的，一切反动派都是纸老虎，一样霸气。

我们晚上功夫堂练功，只要能练到气通血活，周身温暖，就不怕疾病不愈。

我们再接着来看。我们下午在农场里练功夫，有一个信奉佛教的人想要和我讨论佛法。

我说我不懂佛法，我只懂干活。怎么说呢？我看她身体很差，讲话都上气接不到下气，在农场里跑一圈都顶不住。

一个人远期的愿景可以学菩萨，但是近期的愿景必须做金刚。

如果把菩萨比喻成博士学位，那金刚就是本科学位。我们的目标先应是本科学位。

如果你自己病恹恹，讲话根本没有说服力，讨论佛经也不让人信服。所以，身体首先排第一。

做到三个七，身体健康排第一。吃饭七分饱，日行七千米，夜睡七小时。

我们在功夫堂里密不间断地练功一个小时，就如同日行七千米。

我们功夫堂要 365 天都不停下来，因为有些人平时要工作，没时间运动，但是下班以后，他们吃完饭后可以到功夫堂练功。

我们再看紫石英。

紫石英温。紫石英药性温。

镇心养肝。紫石英是矿石类药物，矿石类药都有重镇安神的效果。

以前老一辈的人很有智慧，孩子生下来一看，是马小跳活跃型的，就给他脚踝上挂一个银坠，一直挂到他五六岁都不摘，他将来就不会有小儿多动症！

这是因为适当地负重，可以让一个人心安神定。就好像船开到大海，突然间狂风四起要倒了，赶紧抛下锚，增加负重，大风就刮不动。

当你浮躁失眠，烦得不得了的时候，可以试着去买一个沙袋，两斤就好，绑在小腿上，运动半个小时，顶得上运动两个小时。

会运动的人，他不需要到大操场去，他日常生活里，两腿各绑一个一斤的沙袋就行。虽然走起来看似慢一点，但是他气沉丹田，外界的东西就不容易干扰到他了。

紫石英能镇心养肝，心浮气躁、脾气暴躁的人可以用它。

惊悸怔忡。什么叫惊悸怔忡？晚上做噩梦醒来，心还怦怦乱跳，很害怕。

治疗惊悸怔忡时，紫石英、龙骨、牡蛎经常合用，配伍酸枣仁汤就可以提高睡眠质量。

子宫虚寒。有一位妇人结婚十年都不孕，医

生给她用艾附暖宫丸配伍紫石英等药物，患者吃了三个月后，怀上了孩子。

《神农本草经》里讲，紫石英能够治疗子宫陈寒积冷。

紫石英质重下沉，又性温，所以紫石英能入子宫及腰肾，能温暖腰肾。

现在宫寒不孕的病例很多，多是饮食上吃过多的冰凉之品导致的。长痤疮的也很多，多是喜欢吃肥甘厚腻，煎炸烧烤。所以，注意饮食是养生的关键。

天冷去挖地的时候，我们可以看到，蛇跟青蛙都动不了。天气一寒冷它就动不了了，人经常吃凉冷的东西，也会变懒。

有一个孩子，他在家里很懒，吃完饭坐在那里就不想动，他妈妈带他来看病说了这个情况。

我看孩子舌苔是白腻的，问他是不是天天喝可乐之类的，他说渴了就喝可乐，而且要冰冻的，不爱喝白开水。

后来孩子把可乐戒掉了，改喝温水，就不再

犯懒，活泼好动起来。

一个人不动，可能是心被冻着了，或是肠胃被冻着了，肠胃蠕动能力下降，时间久了就容易长包块。

男子受寒，精子的活动能力也会下降。

我们再接着讲仙鹤草。草药名里头占仙带灵的，效果都不错，都有独特之处。

古人造字，仙代表超凡脱俗之意，仙字是人加山，人入山而为神仙。

一个人能够抛弃名闻利养，清心寡欲，住在山林里，那就如神仙般逍遥。碰到大病恶病重病，还真得用这种方法。

有一个人放不下名利，我就跟他说，他其实已经很富有了，房、车都有了，不需要更多的物质跟金钱。人过世了，其实什么都带不走。

他听了以后，就重视对孩子的教育。没那么看中钱财之后，身体反而转好。

医治病人的不一定是良药，有时是良言慧语。所以，我要你们每个人都背诵一千句良言。

当你熟记了这些良言慧语，你碰到困难的时候，良言就自动跳出你的脑海，帮助你渡过难关。

像当你很想奋不顾身熬夜，拼了寿命想要赚钱的时候，可能突然就想到裹尸布没有口袋，只要身体好，少赚个千儿八百也没所谓，然后立马就安安心心去睡觉。

当你跟别人争得面红耳赤，突然就想到跟别人争会怒火烧肝，反而把自己身体都搞差了，立马就不争了。

明理的人，都不跟别人争气。明理少病疾，明理的人病痛会越来越少。身体病痛不断的人，他一般是不明理的。

仙鹤草涩，收敛补虚。仙鹤草味涩，涩能收敛。万物生灵都有个特点：吸气为补，吐气为通。

仙鹤草有助于疲劳的人吸气，使呼吸更通畅。在浙江地带，人们到外面打工回来，就会煮仙鹤草汤。

仙鹤草加上一大把大枣一起煮汤，人们喝下去第二天起来就龙精虎猛。

有人就问，明明都干重活，累得死去活来，江浙人第二天起来又龙精虎猛，是不是老板给他们特别多的钱。

他们就说，是因为家乡有个传统，他们疲劳了、没劲了，就煮仙鹤草大枣汤喝，然后再好好睡一觉。这叫收敛补虚。

仙鹤草在江浙地带又叫脱力草，人们干活虚脱喝了仙鹤草汤，就能恢复体力。

比如有人干活累了，一屁股坐在田埂上，实在是累得走不动了，喝了仙鹤草汤，他立马就精神了。而且不是像咖啡那样提神，仙鹤草是补神的。

出血可止。各类的出血症，如鼻子出血、崩漏出血，辨证为虚证，且血液是淡红色的，就可以用仙鹤草、大枣治疗。仙鹤草平时可用30～50克，严重者可用到80克，用下去血就止住了。

若患者性子急躁，出血颜色鲜红，为热血妄行导致的出血证，用栀子10～15克治疗。

上次有一个小娃子流鼻血，他妈妈问我怎么办，我让她用栀子10克给孩子煮水服用，她一看只有一味药，还怕不够。

结果孩子喝了以后，第二天就不流鼻血了，说明栀子治疗血热出血效果非常好。

劳伤能愈。劳伤有很多种，但用仙鹤草都能治愈。

比如食伤、忧伤、饮伤、房室伤，以及车马撞伤、外伤，怒伤肝胆，恐伤心肾等。对于这些伤，仙鹤草、大枣煎水服，就可以缓解。

昨天刘晓伟老师过来，他称我为师兄，问我明年有没有兴趣到西藏去义诊，线路都安排好了。

一大群人有几十人，沿着路线进藏区，已经是第三次了。他还告诉我明年全国巡回游学计划是怎么样安排的。

我就跟他说，以前每逢义诊，我就会立马去。现在，我发现我真正能把一个五经富镇，即我身边的小镇做好，就已经不得了了。

因为以前我听过一句话：近处不能感动，未有能及远者。大意是身边的人你都照顾不到，很难真正照顾到远在天边的那些人。

有些人情商很低就表现为他对外人很客气，很热情，但对自己家人却很苛刻，很凶。经常骂自己家人就是情商低的表现。

一个人的事业怎么做都做不大，跟他的情商就有关系。他忽略了一条：小事不能自理，未有能治大事者。一家不能和谐，未能和谐企业。

或者说一个人本科都还没毕业，就突然间想考博士，有点过于着急。

比如我们推拿按脚很多次都做不好，反而想提起笔来写天下文章，可能也是很难办到的。

所以我觉得千辛万苦跑出去义诊意义不大，我们要能让五经富的五万乡亲身体好，就非常了不起。

我认为，做不好就要拼命守在一个地方，做得好才可以到外面游走。

我们再接着讲中药三七。

三七性温。三七药性温。血脉遇温则行，遇寒则凝。

止血行瘀。我们跌打伤有瘀血的时候，就可

以喷点云南白药，药里面主要成分就是三七。

有一个小伙子，他从钢架上摔下来，一分钟左右才透出气来，整个脸都黑了。

虽然呼吸缓过来了，但脸上瘀青呈黑色，褪不下去，他妈妈带他找到我。我让患者母亲赶紧去买三七砸碎，跟瘦肉一起炖，患者服用三天，脸上的黑色就褪去了。

如果你家里的孩子骑车撞伤，或体育课跌伤，都不要小视。如果有瘀血，就及时弄点三七粉温水冲服，瘀血就可以排走了。三七能止血行瘀，效果很好。

消肿定痛。肿块疼痛得很厉害的患者，也可以用三七消肿定痛。

有一位肺癌的患者，肺部有结块，痛得晚上睡不着觉，我让他服用三七党参粉。党参能够补气，三七活血。患者说吃后晚上就不那么痛了，也能睡好觉了。

三七是伤科圣药！三七配伍党参，补气又活血，局部的疼痛就减轻了。

内服外敷。三七可以内服也可以外敷。三七消肿定痛的功效究竟有多好呢？

古时候行刑，有的犯人被判杖击五十或者一百。身体差的犯人，恐怕三十下都会痛晕过去，再打下去就会血气攻心。瘀血攻心人就有生命危险。

有的犯人家里人就会买通狱卒，让他在行刑的前一天晚上，喝一大碗浓浓的三七汤，患者即使第二天被打得皮开肉绽，也不会有生命危险。

因为三七的活血化瘀效果好，犯人喝了三七汤后不容易出现瘀血攻心，而且随后他的伤口更容易恢复。

经常练武的人，可以十天半个月或者一年半载，适当服用三七粉，喝下去血气活络以后再练武，肝胆就不会有内伤。

患者服用三七粉后，瘀血不会积在五脏，会行至四肢和六腑，再往外排。以前行走江湖的侠客，就需要随身带些三七粉，防止受伤后不能及时医治而丧命。

我国的秘方云南白药非常厉害，在抗战期间

医治好了许多重伤的战士，在当时是救命的至宝。

水浒传里，108 位好汉在最后"征方腊"的一次战役中，一下子损失近半，为什么呢？原来当时一位最厉害的医生到朝廷去了，即使是好汉，有了跌打伤没有良医治疗，也救不过来。

良医在任何时代，都是很宝贵的。一位医生，可能会决定一场战役的胜负。

今天就到这里，更多精彩在明天。

第101课 百草霜、降香、川芎、月季花

百草霜温，止血功良，化积止泻，外用疗疮。

降香性温，止血行瘀，辟恶降气，胀痛皆除。

川芎辛温，活血通经，除寒行气，散风止痛。

月季花温，调经宜服，瘰疬可治，又消肿毒。

2月13日

晴

湖心亭公园

你们想想为什么我敢坚持在上无片瓦下无地板水泥的大环境下做义诊中心？

因为我始终相信这样一个道理，什么道理？地里有水，人就会打井下去；田上有草，牛马就会把头低下去；而你这里有货，即使你在深山别人都会主动找上门。

我在龙山出诊的时候，小汽车一辆一辆开进去。而且昨天来看病的人很多，直到晚上八点还没有看完。

你能把一个病治愈，就会吸引来更多的患者，达到一传十、十传百的效果。像我治愈一名鼻炎患者，可能会有十名甚至一百名患者慕名前来就诊。

我为什么说治疗鼻炎会有把握，甚至说治起

来十拿九稳。鼻炎患者的鼻子像瘪气的皮球失去弹性，会经常出现鼻塞、流涕或者打喷嚏，导致鼻子不闻香臭。

使用黄芪、党参、白芷、苍耳子、辛夷花等中草药进行治疗，可起到补气的作用，把鼻腔撑开，进而吞吐量会立马变大。

所以鼻炎患者基本上吃完药，他会明显感觉鼻子的通气功能得到改善。

在对医理通明以后，你不会在意在任何地方看病，因为你有把握。也不需要任何人传名声，更不需要挂牌匾。

有的人说要给我树个牌匾，我说不要。圣人无名嘛，真正追求的是益于大众的事情，他们不会把名利挂在身上。

所以满腹才华不怕运不来，你有才华，即使隐居乡野，也有人上门来就诊。

我把十分的精力都放在德行和才华上面，而不去放在经营上面。因为精力放到经营上，医术水平就不会得到提高。

我昨天发现你们铲土的时候，一旦讲话就只能铲大半铲，还差那么一点。如果没讲话，全神贯注在铲土上就能铲满。所以专注与不专注有天壤之别。

　　百草霜是止血药，止血效果非常好。

　　百草霜温，是指其药性温。

　　止血功良。它怎么止血呢？比如说吐血可将百草霜直接打成粉末，服下一点即可止住。

　　血见黑则止，鼻出血直接用百草霜粉末吹到鼻腔中，出血即可止住。

　　若在外面干活时手部被割伤流血，从农田里拿草木灰敷上就会立马止血，再将其包扎紧。所以对于常见的出血症，使用百草霜能够很好地治标。

　　百草霜还擅长治疗尿血，使用白茅根煎出来的汤液送服百草霜，止尿血的功效很好，所以使用引药后效果更佳。

　　化积止泻。肚子里有积滞，如小儿食积。一般使用百草霜配合巴豆霜，可将小儿肚子里一切积滞融化。因为大多数积滞碰到温暖、有热量的药就会消解。

昨天有人问我，为什么吃辣椒后能多吃一碗饭？

辣椒是什么性味的？辛温的。而肠道遇到辛温的食物，就会膨胀起来，犹如口袋被撑开，装的东西就多了。

为什么现在的孩子胃口小？因为喜吃生冷瓜果、凉饮等，肠道遇冷就会收缩。一缩就装不进东西，食欲也会下降，所以可使用百草霜进行化积止泻。

外用疗疮。百草霜外用可以治疗口舌生疮。将百草霜与硼砂、冰片拌在一起，做成药散吹到疮口上，可促进疮口愈合长肉。

学习需要靠自己的动力，不能靠别人推，因为要我学与我要学之间有天壤之别。

要我学的人，不管你怎么教，他都很难登峰造极。我要学的人，轻轻一教就会很厉害。

我们功夫堂练功为什么要立下"只练不说"的规矩？

上次练功有两个小伙子迟到 3 分钟，我说第一次迟到是警告，还有第二次就不用来了，他们从此每天早到 3 分钟。

因为他很喜欢这件事的时候，考验反而会成为他的动力。他不喜欢这件事，会噘着嘴巴说"这是妈妈要我学的"，这就很难教得好。

所以我们教学之前会给孩子们讲解一些动作技巧，让他们在 2～3 天喜欢上这件事。

这样让一个人喜欢一门技术，再让他去练这门技术就会更有成效。所以绝技一定是站在喜欢的基础上，学武要做武痴，学文要做文痴。

教一样的技术，最厉害的老师不是把技术的精华传授给你，而是教会你喜欢这门技术，为什么呢？因为兴趣乃入门最好的老师，这句话已经讲透了。

艺痴者技必良，书痴者文必工！

世间能达到登峰造极的人物，未有不由痴字而练出来的。这个痴迷就像金宝学习练功到忘记做饭；像洪涛听讲课到忘了时间。

痴就是你喜欢上它，然后学习的效果就不一样了，这样你能够做得比别人更好。

降香性温，是指其药性温。

听名字就知道它的香味是往下降的，可以止血行瘀。

若发生心脑血管的梗死，如冠心病，患者经常出现心慌、心跳、头晕怎么办？可用四逆散加丹参饮（丹参、檀香、砂仁）再加上降香。四逆散本身可宽胸解郁，配上降香能够起到芳香行瘀化气的效果。

其中的檀香、降香都是往下降的芳香类药，质地都比较沉重且很贵重。患者服药后心脏方面的闷塞感，犹如拨云见日。

辟恶降气，是指降香可以将恶气降下来。

哪些是恶气？打嗝、反酸、胃胀、胸闷，都是由于浊气在上生膜胀。浊气在上面降不下去，容易发生晕车等。

很多佛珠是用降香、檀香木做成的，第一个是取其质重的特点，让人心安神定。第二个是取其芳香化浊的功效。

我们将来会用降香木做一批按摩棒，其质地坚硬，而且按下去还带药效作用。

戳脚底板可以让身体的浊气往下降得更厉害，达到辟恶降气的作用。

有一位头痛的患者，他在家里找不到其他可缓解头痛的药，就服用以前治疗胃病的降香粉，头痛也缓解了。

因为头脑乃清凉之所，一般头痛是浊阴把清凉之所占据了。

所以生气以后怒气上头、饮食积滞、神智紧张，都是浊气上头降不下来，降香可以将其降下来。

胀痛皆除。尤其是患者肚子胀满，手部的跌打伤出现胀痛用降香效果好。

使用乳香、没药配合血竭、降香打成粉末，吃一点下去那些胀痛就会消掉，所以降香化瘀血的效果非常神奇。

一个治疗冠心病的方子，有丹参、川芎、赤芍、红花加上降香，共五味药，便可以疏通心脑血管梗死。

这五味药就是血管的清道夫，借助前面几味药的疏通作用，降香的下降功能就更好。

谈到降香，我们需要去悟一个道理，你们认为万物都是开始于哪里？

有人说，万物开始于春天，其实是开始于冬天。胎儿在胎盘里就好似冬藏。他出生才开始人生的春天。

万物都像种子一样，发芽是在春天，发芽之前在地里埋藏是在冬天。它能够藏得住，才能发出芽。

这就好像我们要出拳，拳没有收回来是出不去的，叫欲伸先屈。人没有蹲下去就跳不高，所以叫欲纵先蹲。篮球运动员们想投篮跳得很高，就要先蹲下来。

你们为什么会出现运动伤？懂道理的人，就不会出现运动伤，出现运动伤有三种原因。

第一种是疲劳。你们在田里干活，在操场上打球，或者到外面工作，身体疲劳后反应力下降，就容易受伤。疲劳还开车可能出现车祸。

第二种是着急。比如公路上汽车限速是70迈，你却加速到140迈，车子可能会翻掉。

第三种是运动方法不正确。我带孩子们运动，越带他们身体越强壮。

因为在运动上方法很重要。运动太急的人让他缓一点；疲劳的人，让他晚上休息好一点；没正确方法的人，我会教他方法。

比如使用铲子，小洪刚来的时候真的踩不下去，干几天以后再用铲子就像刀切葱一样。为什么短短几天他就有这种变化？

第一个得益于功夫堂练功，第二个我曾经讲过踩铲子像出拳一样，没踩的时候先收脚提气，提得越饱满越好，用力踩时再放气。

你们练功休息的时候，就是纳气的时候。打拳的时候就是放气的时候。

这就是为什么事情做完不累，而且越做身体越强壮饱满，肺活量变大变壮的诀窍。

当我们给患者做推拿按摩，有人很容易累，

肯定是方法不正确，多半是放松的时候没有吸满气的缘故。

我们做任何事都要保持身体的气很充满。这就像自行车轮胎饱满的时候，骑起来会很快。

降香可以把气降到丹田，对有些哮喘的老年人有益。

能感到肺部喘息不深沉的人，可使用降香、红参打成粉末，吃下去后气会降到丹田。

以前我会给呼吸浅的患者用人参跟蛤蚧，但现在觉得降香要更好，所以不再用蛤蚧，而是用人参配降香。

以前有位帮别人挑担上山的挑山工，他的病情严重，已经是有气没力无法上山了，眼看着饭碗都要丢了。

刚好一位道人路过，问他为什么愁眉苦脸？

挑山工说他不仅活也接不了了，生命还危在旦夕，生活很困难。

那道人精通修炼之道，看出挑山工的气吸不到丹田，而在肺中。于是告诉他用人参配合蛤蚧治疗。当地有很多地方可以抓到蛤蚧，挑山工将抓来的蛤蚧打成粉末服用后，气就到达丹田。

后来他再去干活，不仅比以前挑得多，而且还不觉得累，他说原来蛤蚧还有如此功效。这就是掌握了这些草药之密。

但为了防止"杀生求生，去生更远"，所以我建议大家不要杀生。

用人参配降香打成粉，人们服用以后，走十里八里路都不觉得累。

因为每走一步，气都会到达脚部，但凡是走路脚容易酸累的人，都是浅呼吸。

深呼吸时丹田的气能下到脚跟，说明腿脚的气血很足、很饱满，走路蹦跶都不会累。这就是降香降气归丹田的效果。

如果你有个烧火炉，所有的枯枝败叶都是燃料，都会成为燃烧的火力。

如果你有个炼钢炉，所有的破铜烂铁最后都会炼成精钢。

所以我觉得与其自己一个人去帮患者按摩、

针灸、开处方，不如造一个场。造什么场呢？

造一个犹如炼钢炉或烧火炉的场，比如我们的功夫堂。昨天就有一位阿姨反馈说，她本来咽喉很痛，练两个晚上就不痛了，非常舒服。

所以上医是凭借造场、造纪律来治病。

我为什么要你们在功夫堂、知足堂做文化栏、做堂训？

这不是教你们成为一个只会教拳的武夫，也不是教你们成为一个只会按脚的技工，是教你们做堂主。

这些如果放在社会上来说叫作领导学问，在古代叫作帝王将相学问，那些座右铭、格言警句贴在墙壁上，就能营造一股暖热的气氛。

来的人进去一看到"只练不说"不敢讲话，1个小时内练得猛如虎，

看到"吃得一分苦就长一分力，吃得十分苦就长十分力"就知道吃苦完全就是好事，可以长力气。怕吃苦的话，信念就会被打掉。

这些格言就是在造一个冶炼炉。玉不琢不成

器，老师不鞭打你们，你们就成不了才。

所以我在墙壁上画一个玉上去，时刻提醒你们要珍惜每一次考验。在军队里，教官安排合理的就是锻炼，不合理的是考验。

他们会进行很多看似不合理的训练，但是一旦过关，就是兵王、特种兵。

我们这些格言警句，每句都有力量，所以我要你们背下 1000 句，每人都用毛笔把它写下来，100 句就可以出一部小册子。

将来不单是已经成为我们五经富的功夫堂堂主，天下想成为这个一堂之主的人，看了后都有启发，都有帮助。

有人问："曾老师，你在搞什么把戏？又请人教功夫，又叫人去做足疗，还到老祠堂去教书法，甚至还带孩子们去爬山，搞什么把戏？"

我说我是在造炼钢炉，使这个社会上的破铜烂铁，最后都能成才。

所以我功夫堂的目的是什么？就是让那些沉迷于网络的学生在这里练功，然后戒除网瘾。

这也是很多父母希望的，也是你们要努力去做的事。

乡亲们都很痛恨自己的孩子沉迷在网络，我们功夫堂就能帮助到他们。他们还很痛恨自己身体差，知足堂和练功都可以让他们缓解不适。所以建立功夫堂，让他们强身健体是很有必要的。

如果你找不到出发点，在外形上模仿我们去做功夫堂、知足堂，那一定不会成功。

但如果你的出发点是为人民服务，从替他人着想上面去用功的话，即使刚开始会经历很多磋磨，最后的成功也一定属于你。

川芎辛温,指其药性辛温。因辛能行,温能散,故具有辛温行气的功效。

活血通经。血管闭塞的患者使用川芎，可以让血管恢复通畅。

川芎有一个极高的赞誉，为血中气药，它既可以活血也可以行气，可上行头目，下行血海，旁开郁结。也就是说川芎是一味"海陆空"通吃的中药。

你叫它去做飞行员，它立马给你做，叫它去开轮船也可以开，叫它在陆地开皮卡跟大卡车也可以开。

它没有一条路不通的，叫"海陆空"三军作战。它不是两栖而是三栖，痛经不就是血海出问题吗？

这时要派海军，你用川芎打成粉末，加点小茴香将药引到肚子，痛经立马就减轻了。这两味药打成粉末治小女孩痛经的效果非常好。

除寒行气。比如我们吃了一些冷的食物，肚子闷闷胀胀的，或逢年过节吃冷苹果、过夜菜后肚子胀痛，可用川芎加木香、郁金打成粉末服用一小勺，过一会儿排了气就不痛了。

散风止痛。当你晚上跟朋友开摩托车去兜风，天气突然间变冷，风吹得头很紧、很痛，睡觉都难以忍受，可用川芎加荆芥、防风祛风散寒。

或者在家里用苏叶、薄荷煮成汤，加点川芎粉趁热喝下去。这时立马出汗，躲到被窝里捂一捂就见好。

睡醒后头就不疼了，因为川芎散风止痛效果

087

第101课 百草霜、降香、川芎、月季花

很好。

川芎在"海陆空"通行无阻，所以治病时我很喜欢用它。

川芎代表什么？川是指四川，芎是穹窿、苍天的意思，可见川芎是一味功能强大的好药。另外，一个人如果有穹窿之量，其德也大。一个人道德如何，要看他的心胸。

如果是一个真正善人，最大特点就是他帮助别人，不会记在心里。而别人帮助他，他会一生都念念不忘，这就是真善人。

如果反过来，这就是真恶人。帮助别人的事情天天念在嘴里，别人帮助他的，一件也记不起。

所以要裁判一个人适不适合教，你就看他是否符合这个道理，如果是气量大的人，你越教将来你的福气也越大。气量小的要尽量远离，然后修好你自己的品德。

对于治疗风湿痹痛，如关节痛，川芎的效果也非常好。因为治风先治血，血行风自灭。

有一次我们遇到一位风湿关节痛的患者。我

看他心脑血管不太通畅，就给他用了四物汤、四君子汤加四逆散，三个方子结合在一起使用。患者吃完药后，风湿痹痛被治好了！

他问道哪些药是治风湿痹痛的，我说没有用海风藤、络石藤等，都是用补气血、活血的。

因为治风先治血，血行风自灭，所以不一定拼命挖空心思使用这些藤类药。

如果是老年人胃不好，不要轻易给他用祛风湿药，风湿药对治疗风湿有效，同时它会伤胃。但是你用补气血、健脾胃的药，他的气血、脾胃满壮了，风湿自然就静下来。

我们要把敌人赶出体外有两种方法，哪两种？

一种就是借助外力的帮助，通过借兵把敌人赶出体外。但是借的兵走后，敌人又会进来。

另一种是真正自强之路，是自己练兵。将自己的身体练得雄赳赳气昂昂，练得强壮，周围的敌人还没去攻打，它就自动撤走了。

所以使用补气血、壮筋骨的药，就是在走自己练兵之路。而祛风湿的药物，像青风藤、海风藤、络石藤、鸡血藤，这些藤类药加在一起，类似于借兵把风湿赶出去。

借兵可以借，但是不要总借，就像偶尔急用钱可以借点钱来周转，总是借钱，而自己不去赚钱就很麻烦了。

所以有两种方法，急的时候偶尔可以治其标，但是缓的时候要治其本，即调脾胃，养气血。

上次在珍仔围遇到一位患者，他的腿痛得很厉害，风湿膏、艾灸条、针刺等方法都使用过，就是没有效果。

我给他开四物汤、四君子汤，使用补中益气的思路治疗，因他爬不了山就叫他天天去踢金刚腿。

通过简单的药练配合，他说服用这个药加上练金刚腿后，丢掉了以前所有的药，现在的腿不痹痛，也不酸软。

所以我觉得哪有什么特别难治的病，只是治疗方法不正确。

药物的使用一定要配合自强不息的特训，在特训的前提下，药物才能发挥神奇的作用。

假如你不是关公，骑赤兔马也没有用；拿青龙偃月刀，你提也提不动。所以必须把体质练强悍，然后用药物才有劲道！

我已经预见到，在未来，练医必定会成为医学发展的新方向。

谁能够在此预见上面去做，他必然会成功。像马云曾讲到，他是用未来20～30年的远见来做现在的事。

有一位患者患有疮痛肿毒，身上爆了一个疮，疼痛难忍，不知道怎么办。

医生告诉他用川芎跟香附两味药打成粉末喝，喝一天疮痛不痛了，喝两天疮痛消下去了，喝三天疮痛就好了。

川芎、香附在哪本药书记载了能治疗疮痛吗？医生说没有记载它能治疮痛，他只是领悟到疮痛乃气滞血凝也。气滞用香附，血凝用川芎。有些患者需要配点酒让他喝，达到活血通瘀的效果。

一个人的气机滞塞会觉得胸闷，有的人气机滞塞就会鼓一个包，使用川芎、香附行气后包就没了，这一招非常厉害。

有好多患者问我们为什么都在乡镇，而不去闹市？他们说，我们在这个小乡镇里太屈才了，应该到大城市去。

我笑着说，大城市有很多名医，就像在大城市的夜晚你会发现，手电筒打不打都无所谓，因为都有路灯。

但是在小乡镇乌漆抹黑的夜晚，街上可能隔很远才挂一盏路灯，此时打手电筒会帮到很多人。再比如天亮后你打手电筒可能会多此一举，但是在暗夜中它却弥足珍贵。

所以儒者人之需，你要到最需要你的地方去，而不是到你最能捞到钱的地方去。

在发达城市，一个医生可能显得有些微不足道。但是在缺衣少食、缺医少药的乡镇，医生存在的意义是非凡的。而人生就要多做这些意义非凡的事情。

月季花温，是指其药性温。

调经宜服，月季花可以活血调经。

有些妇人生气以后月经就全乱了，西医学里这是内分泌失调，中医学称这为肝气郁结，可用月季花、玫瑰花泡茶喝。

如果身体的能量不够，可以加点生姜、大枣，服用后经水就容易恢复畅通。

如果是小女孩痛经，在学校熬药不方便，也可以用玫瑰花加姜枣泡茶，再加点月季花效果更好。她们通常才吃一次就反映不痛经了，再也不用每个月都痛得厉害。

瘰疬可治，瘰疬是指脖子周围的结节，凡得瘰疬者，有两个原因：一个气滞，一个火毒。

单纯的气滞，只生长结节；单纯的火毒，会生长疮毒。气火结合，就容易上行到脖子形成瘰疬。

所以患有瘰疬的人一般上做事情也很不顺心，如果又吃了煎炸烧烤难消化的食物，更是雪上加霜。

气跟火一结合，毒也，形成的包块就很难消。这时我们用月季花顺气，再用蒲公英、栀子、玄参、牡蛎或者夏枯草来降火。所以治疗瘰疬就是行气降火的思路。

又消肿毒。局部有肿毒，把月季花捣烂后敷上去，肿毒就会消解，甚至可以使肿毒溃烂。

今天就到这里，更多精彩在明天。

第102课 刘寄奴、自然铜、皂角刺、虻虫

刘寄奴苦，温通行瘀，消胀定痛，止血外敷。

自然铜辛，接骨续筋，既散瘀血，又善止痛。

皂角刺温，消肿排脓，疮癣瘙痒，乳汁不通。

虻虫微寒，逐瘀散结，癥瘕蓄血，药性猛烈。

2月14日

晴

湖心亭公园

　　昨天在功夫堂练功夫的时候，有个小伙子说他的腿以前有旧伤，但自从练了莲花坐跟金刚腿以后就不痛了。原来跌打伤可以通过练功进行后期康复。

　　也就是说你从哪里摔倒、摔伤，你要从哪里站起来。如果是运动伤，可以通过运动把它修复。

　　不合理的运动会造成运动伤；而合理的运动却能促进人体康复。

　　有些人打球崴脚后再也不敢打球了；或跑步损伤膝盖后，总是说不能再跑步了。他们从来没想过自己的运动方法不正确。

　　所以做什么事情没有得到诀窍，就容易徒劳无功，也容易受伤。

比如说练金刚腿，我刚开始教他们踢的时候，他们使劲地踢，把腿当仇人来对待。

我是说要使劲踢，但不是把腿当仇人，练金刚腿也不是把腿练成铁板，而是把腿部的气血充满。

打拳也是一样，你们如果一味咬牙切齿使劲打，这样练就不太对。因为充满仇恨的锻炼，会把五脏六腑损伤。

你们不仅要精进勇猛地使劲打，还要保证身心是放松的，这样才是对的。

所以打拳不是把拳打得像铁一样刚猛，而是把气血打得像海一样饱满。

推拿按摩也是一样。当时我们推拿学院的一位威望很高的老师，让进入学院的每一个人，每天都练 100 个俯卧撑。

他们："你们毕业以后会感谢我的，谁能够坚持到毕业，直接可以做我的入室弟子。"

他带领数十个弟子去做推拿按摩，患者从来都是不间断地闻声寻来。

后来有几个学生一直坚持到毕业，果然刚入

社会就被最好的医院调过去了。

但是练俯卧撑不是把你的肌肉练得刚硬，手脚练得刚硬，这是练偏了。而是把手脚练得暖洋洋，练得很温和。

刘寄奴苦，指其药味苦，是活血破血之药。

温通行瘀。如果身体有瘀血或月经不通，可以使用刘寄奴让其通畅。

有一位闭经的患者，四个月没来月经，经常腹部绞痛、有瘀血怎么办呢？可用四物汤加刘寄奴、牛膝各20克，患者服用一剂后就月经通畅。四物汤能够把气血补足，刘寄奴、牛膝可以使瘀血向下通。

消胀定痛。摔伤、跌打伤最容易造成胀痛，而刘寄奴是跌打妙药。

比如说小伙子打篮球摔伤后，胸闷难耐，可用刘寄奴配延胡索、骨碎补、续断。

中药的药名有时就是它的功效。骨碎补，骨碎可补；续断，筋断可续。所以只要是骨伤，这两味药随手开出去都不会错。

另外两味，延胡索止痛，刘寄奴破瘀，四味药煎汤对跌打伤特别好。初期的伤一般还可以加点酒跟小孩尿，这是为什么呢？

因为酒可让伤口周围堵塞的地方畅通，酒行气血，为道家引子。

但是过量喝酒又叫酒乱性情，所以佛家主张戒之。

所以酒可以喝，但是要把握量，少量的酒是药，可行气血，使筋脉慢慢变大、变通。那些瘀血残渣要靠什么排出体外？要靠童便。童便又号称"轮回酒"，即小孩子的尿。

童便是五谷从嘴巴进去再从尿道排出来的产物。所以它能够轻车熟路地走这条路，喝到嘴巴后通过血脉可迅速到达膀胱，把瘀浊代谢出去。

浊阴出下窍，以浊降浊，以毒攻毒！利用童便的原理就是以浊降浊。

假如有人在家里发生跌打伤，如过年的时候小孩子蹦蹦跳跳，从高处摔下来，带他去医院，医院未必有医生。

如果 24 小时后还瘀青也不用其他药，赶紧让孩子自己或者其他小孩撒一泡尿，去头尾留中间的尿备用。

用童尿和半杯酒兑在一起让孩子喝下去，瘀血就会自动化开，不会有后遗症。这是很好的窍门。

止血外敷。刘寄奴外敷可以止血。

创伤出血，如干活的时候镰刀割伤手，刘寄奴磨成粉末敷到伤口，立马就不痛了，而且能快速止血，还不留瘢痕。

试想身体里的跌打损伤都能治好，何况是外面的这些皮肉伤。

我们晚上练功可以把大家分为强者跟弱者，强者可以教他练功动作快一点、猛一点，强者要顺其性。

弱者可以教他动作慢一点、到位一点，弱者要养其真。老师曾经讲过，脏腑之真得养，脏腑之性得顺，何患疾病不愈！

所以疲劳的时候练功要缓一点，像打太极拳、长拳一样，一波接一波，当你身体强壮的时候，练功可以适当提速，像打少林罗汉拳一样刚猛这就是看状态。

有些人不知道早上起来身体处于疲弱状态，就开始拼命练，反而把身体练伤。所以要给身体一个预热的过程。

我们到功夫堂的前十分钟都是站桩，就是为了把气给养饱满，后面练就不会有运动伤。这就相当于准备活动。

自然铜辛，指其药性辛散。

接骨续筋，说明它有接筋续骨之效，乃伤科要药也。筋伤骨断都可以用自然铜。

有一位老爷子，他有一个药散。那些骨断后康复不好、疼痛难忍的患者，到他那里拿药吃，吃了就不痛了，伤口愈合得非常快。

他就凭这一个方子，自己的生活费就绰绰有余。然后我去跟他交流的时候，他跟我讲，我是学医的，可以把这个方子告诉我。

他说他的子女也不学医，他留着带进棺材也没有用，这是很有觉悟的。

老爷子讲，用乳香、没药、三七、自然铜打成粉末，做成药散，然后服用的时候，能喝酒的患者就用点酒，不能喝酒的就用水酒各半。

送服喝下去后，瘀血排出来时的大便都会带点黑色。此药散逐瘀下行的效果非常好。

既散瘀血，又善止痛。自然铜既可以把瘀血化散掉，又擅长于止痛。

以前我看老师用药的时候，他在治疗一些顽固的坐骨神经痛、颈椎病、腰椎病的时候，会放点自然铜。

我问老师为什么放这个，病人又没有摔伤、骨折。然后老师讲了一句话，他说顽固的劳损要当作骨折筋伤来治。

为什么呢？因为病久入络，病久入骨，这个要记得。

我一听，豁然开朗，那些顽固的颈椎痛、痹痛久治不愈，就给他用自然铜、川芎、枸杞等能够修复筋骨的药物，让筋骨进行修复。将自然铜加到辨证方中常常有意想不到之效。

现代研究发现，自然铜对骨折愈合有促进作用，它能促进骨髓本身跟周围血管中的血细胞成长。

有一个跌打散，其实就叫自然铜散，是将乳香、没药、当归、自然铜、羌活五味药打成粉末而成。

此药可在家中常备，周围的邻居街坊、亲朋好友跌打伤或拉伤后，自然铜散兑点酒，服用后伤痛速愈。

我们接着看。明年，我们还要把书法堂做起来。有两个方向，一个方向是把字练得漂亮，一个方向是把字练得快速。

把字练得精气神饱满、练得漂亮是内修，而把字练得快速是为方便记录老师的言教。

以前颜真卿、柳公权的那些书帖，被称为颜筋柳骨。

柳公权写出来的字，很有骨气、很刚正。颜真卿写出来的字则很饱满。他们的字我们越看气血越沸腾、越饱满。

如果一个人字写得很急促，赶紧让他写舒畅、写大一点，不然他将来碰到一些事情，则不能纵横捭阖，不能够心开意解。

写字要写得开阔，而做人要做大写的人、大气的人。

如果没有大气，字写得再漂亮也没有用，人大气后做什么事情都很开阔、顺畅。

练书法练的是精气神，而不是字。所以一般外行人认为把字练漂亮就行，我看有些人字写得很漂亮，但身体却很差。

因为古人讲，养心之妙悟，莫过于书。就说养心最好的东西都比不过书法方面的东西。

如果你的心脏调理不好，完全可以通过书法进行调理，但是书法调理要有人指导。所以我们站桩、扎马步、练书法跟别人是不一样的，我们的书法堂里将看不到凳子。

皂角刺温，指其药性温。

皂角刺就是刺，带刺的药有什么特点？叶边有刺皆消肿，指凡是枝叶跟茎上长刺的药物能消肿。如两面针、杠板归、覆盆子等。

消肿排脓。凡是带刺的药物，把它砍下来捣

烂敷在患者无名肿毒、疮肿的位置，肿痛就会消掉。

有一位背疮的患者，背部长一个脓疮，病情很严重，像碗那么大。

他问我该怎么办，我赶紧给他开仙方活命饮，且仙方活命饮里的皂角刺用 30 克。

患者服用第一剂后疮肿就不痛了，服用三剂以后疮肿自动消下去。所以仙方活命饮用于疮肿初起，或疮肿溃烂后，可以使其消除。

疮癣瘙痒。身上长了痤疮、皮肤癣，患者瘙痒难耐，有一个方子叫透脓散。

透脓散在城市里很受欢迎，它可以把脸上的那些脓浊透出体外。

有些人挤痤疮，挤一个长两个，挤两个长四个，说明挤是没有用的，要用透脓散把痤疮从里面往外透。

因为透脓散里面的黄芪、川芎可以补足气血，皂角刺使脓往外透。

乳汁不通。生完孩子以后乳汁不通怎么办呢？

用补气血的黄芪、当归，在此基础上再配合

皂角刺、王不留行、路路通等。

使用皂角刺把经络疏通，乳汁就涌出来了。所以如果你会治乳汁不通或者乳痈，肿瘤、包块你也都会治。

因为治疗的方法相通，不外乎把气血补足，然后把经络打通。

我们接着看。我常说我们五经富的龙江，在整个揭阳算是一个源头。

龙江水会定期开闸放坝，让水冲下去。刚开始我不知道为什么要这样做，后来才知道，是揭阳市下面的河道需要。

下面的河道里污水跟生活垃圾长时间堆在河面上，水流如果不大，就冲不走。

像冲厕所一样，水流不大冲不下去。定期开闸放水，沟渠就会很干净。

当很久没下雨了，突然间下一场大雨，沟渠被雨水一冲，跟新的一样。

我们也可先把水储满，再放水冲下去，这样身体就会没有脏东西，没有恶臭，没有包块。

这就是我今天要传给你们的秘法，不管是癌症、肿瘤、包块，它们都是一个治法。

首先气血要足，其次经络要通。气血足就像你把气力蓄满再拉弓，经络通就像放箭射出去。

我常常叫你们干活前一定要先憋一口气，再拿铁耙或者锄头用力锄，然后再蓄力再干活，最后再进行放松。

这样每干一下都先憋一口气，就像鼓风机一样。如果鼓的风够大，熔炉里的铁皮就容易熔化。

人的肺就是鼓风机，如果肺活量不断变大，肺里面气很足，脂肪、血尿酸，还有肌瘤、积液、囊肿，都会像废铁一样被燃烧掉，被身体吸收代谢。

如果练功不明白这个诀窍，练百年都是徒劳。明白这个诀窍后，每天都在进步。

出拳跟出腿都是要先蓄足力，就像龙江开闸一样，先把水蓄够了，再放水去冲。你都没蓄够水，水流不大，那些污水垃圾也就冲不下去。如果干活的时候气都不足，你怎么有排山倒海的力量呢？

所以以前师父说传功练功，"功在气门"。

气门就是呼吸，如果不懂怎么呼吸就乱练功，经脉容易走岔。那怎么呼吸？

我们的第二套功法，就是专门练气门的，会教你们如何储气、放气。

在治疗一些顽固皮肤病的时候，需要加苍耳子、苦参跟皂角刺，这样皮肤内的湿毒就可以被排出体外。

皂角刺的刺有个特点，它们是向四周生长的，很锋锐。所以治疗患者身体内长的结节包块，用皂角刺效果特别好。

上次有一个小伙子在门口说，原来这里可以练功夫，他也要过来学，将来把拳头练硬。我劝他别来学了。为什么？

我告诉他功夫堂练的功夫，不是用来打架的功夫，而是摒弃自己身上坏习惯的功夫。

如果你有懒惰、堕落、骄傲、不爱读书的坏习惯，你可以来这里练，把坏习惯练掉，你就是功夫之王。

如果一个人练功夫只为了和自己不喜欢的人

打架斗殴，那就会被称为粗鲁的武夫。

曾公带兵很厉害，他讲过一句话，简直就是兵家语录，如果明白这句话，就会受益匪浅。

如果不明白这句话，兵书看得再多，你都未必能领悟得这么高深！他说："大约军事之败，非傲即惰，二者必居其一。"

很多人做事或者做企业失败的原因不是在懒上面，就是在骄傲上面，两者必居其一。

懒惰的士兵没有战斗力，骄傲的兵必然失败。一个人战斗力再强，但因为骄傲轻视敌人，就会失败。如果他把懒惰和傲慢的陋习改正，就可以立于不败之地。

懒惰和傲慢才是我们的敌人，我们很多人被别人骂一句或者打一下，就把那个人看作敌人，然后终生记恨。

而他们自己每天赖在床上，被懒惰支配、虐待，或者听不进别人的话，被傲慢绑架，却不会为自己恼火。

早上不想起床，前途被耽搁；平时不肯练功，老师的良言听不进去。这些都是你们成功的障碍，是你们真正的敌人。

仁者无敌，什么意思？指仁者在外面没有敌人，他只把自己的懒惰、傲慢当作真正的敌人。

你们不要错解仁者无敌的意思，我以前听过最可笑的是仁者的功夫天下第一，打遍天下无敌手。我们要做仁者，把自己的傲慢、懒惰降服了。

虻虫微寒，是指其药性微寒凉。

逐瘀散结。牛的皮很厚吧，虻虫趴在牛身上，可以把牛皮穿透吸出血来。有人认为虻虫是偷盗气血之物，但它确实有活血化瘀之功。

我们可以向虻虫学习它好的一面，即再厚的牛皮它也可以钻进去把血吸出来。而书本没有牛皮那么厚，我们想要把它吃透就简单多了。

因虻虫能逐瘀散结，治疗瘀结、包块、子宫肌瘤、卵巢囊肿时，可在桂枝茯苓丸的基础上加点虻虫，瘀血就会消散。

癥瘕蓄血。癥是指血块、包块等，瘕就是气滞积聚。虻虫可以把癥瘕像赶牛羊一样赶出体外。

所以月经闭塞、瘀血攻心的患者，可以用虻虫治疗。妇人来月经时被吓到或者愤怒导致经血不下，瘀血会冲向大脑，此时必须要用到虻虫治疗。

瘀血冲上大脑影响到神智，患者会发狂做出各种怪异行为，这时我们去治她的狂没有用，治心也没有用。

要尽快用虻虫、土鳖虫、大黄、桃仁之类的药物煮水给她喝，待经血流出，她就清醒过来了。

许多妇人被错误地抓到精神病院里吃尽苦头，就是因为月经不下、瘀血攻心。患者只需要把月经瘀血流出来，立马头脑就很清爽。

为什么必须用大黄跟桃仁呢？大黄推陈出新，桃仁润血通肠，可使瘀血从肠管排出来。而虻虫跟土鳖虫，让瘀血从子宫往下走。

所以碰到患者发狂这种情况，我们给她适当放血，她会静下来，再给她吃一些逐月经的药使瘀血下行。

有些妇人月经来临的时候碰到凉水，月经可能闭住，神智会出现些微狂躁，她控制不住自己，但是月经通畅后就能自控了。

药性猛烈。虻虫是猛烈之药，非很严重的瘀血积滞，不要轻易用，因为有病则攻病，无病会伤身体。

今天就到这里，更多精彩在明天。

第
103
课

䗪虫、党参、太子参、鸡血藤

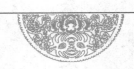

䗪虫咸寒，行瘀通经，破癥消瘕，接骨续筋。

党参甘平，补中益气，止渴生津，邪实者忌。

太子参凉，补而能清，益气养胃，又可生津。

鸡血藤温，血虚宜用，月经不调，麻木酸痛。

2月15日

晴

湖心亭公园

我们昨天在功夫堂练功夫。有来的人问："曾老师，你在这里教功夫吗？"我说："对，也不对。"

表面上看我是教大家打功夫，实际上我是教老师练功夫。这样我教出一个老师，可以一挡十甚至挡百。但是我只教他们拳法套路，不教他们如何领队，永远也教不完。

所以他们练三天功夫以后就可以带第一天来的新学员，这叫薪火相传。

任何学问跟技术到达巅峰都是教学育人。教学育人必须要有方法，像昨天大家在功夫堂里练功，我和洪涛基本上是在旁观，不需要特别去带他们，他们就可以做到整齐有序。

这就是善治理者，垂拱而治。

怎么叫垂拱而治？就是袖手旁观。把手放开后反而不需要自己去打理很多东西，大家就很认真地把事情做好，这是良好团队的表现。

䗪虫咸寒。䗪虫又叫地鳖、土鳖虫，味咸性寒。

行瘀通经。䗪虫擅长钻洞，血脉堵塞、经络不通的患者可以使用䗪虫来疏通。

我在浙江有一位老叔，腰痛得好像断了一样，不知道怎么办好。后来将䗪虫焙干后研成粉末，用酒送服，吃一次就好了七八分，吃两次就全好了。

破癥消痞。癥痞是指积聚包块，如子宫肌瘤、卵巢囊肿。在治疗包块积聚的基础上，可加上虫类药，它们善于疏通经络。

因为植物药一般不会移动，但是虫类药有些能飞、能游、能走、能钻地。能钻地的虫类药，一般能疏通下腹部的积聚包块。

我有一位医友，他主要治疗不孕不育、输卵管不通，在普通的温经汤里加一点䗪虫粉，还有地龙之类的虫类药。

有些患者之前在医院疏通输卵管后几个月又

闭塞了，但使用虫类药疏通后的输卵管一般不会再闭塞。

接骨续筋。䗪虫是跌打药，筋骨疼痛跌打损伤，把䗪虫和乳香、没药、自然铜联用后，祛瘀的效果非常好。

有些妇人生完孩子以后，恶露排不干净，瘀堵在小腹，严重的话会造成精神错乱。

这时将大黄、䗪虫、桃仁配伍在一起用，叫下瘀血汤，能让瘀血往下走，促进身体恢复浊降清升的功能。

张仲景有一个很厉害的方子，叫"大黄䗪虫丸"，主要治疗食伤、忧伤、饮伤、房事伤、经络营卫气伤，以及内有干血、肌肤甲错、两目暗黑。

一个人的肌肤晦暗，可能是瘀血体质，肌肤晦暗提示血脉已经流动不利。

这时使用大黄推陈出新，䗪虫破血活血。这两味药进入身体，充当清道夫给身体大扫除。

对于妇人或者五劳七伤的患者而言，两药能起到浊降清升之效。

补酒对弱者来说是福音，对强者来说可能是燃烧油。对虚者来说，可能有补益的作用；对实者来说，若调配不当，反而会堵塞上火。

年底的时候很多患者给家里老人买补酒，老人喝了以后眼红目胀，来问我们怎么办？

可以用足疗，用反射疗法或者砭石疗法，把气沉到脚底。或者吃一些大黄粉，泄掉补益的成分，推陈出新。

有些人奇怪，为何他们一吃补药，眼目就红肿疼痛。他们多半平时脾气都比较大。

补药的能量大，在心静的时候吃可以补身体，在心躁的时候吃就会增大你的脾气。

为何我可以坚持吃素7～8年，身体比以前更灵敏、更强壮、更有耐力、更能坚持？我觉得这跟心境有关。

曾公讲过，一个人有没有成就主要看他面临事情是否心静。每逢大事平心静气的人物，都不是小才。静能生慧，慧可救急。静能生智慧，智慧可以用来救急、解决问题。

夫君子之行，静以修身，俭以养德。这是诸葛亮首推的养生之法。大意指非静则身体修不好。

心静下来，补药的功效能到五脏六腑。心躁的时候吃补药就容易上火。所以不是补药不好，也不是辨证不到位。

古人讲，息息归脐，寿与天齐。不是说这样能活到天荒地老，而是指能活到寿终正寝。

砭石疗法跟足底反射疗法就有这样的效果，做完以后普通患者的呼吸变得深长，吐纳量增多，就是改造身体成功了。纳气归田后，呼气量增大，脾气自然就小了。

党参甘平，是指其味甘甜，药性平和，且甘甜益力生肌肉。

前两天我在上车村碰到一位从惠州回来的阿姨，她说平时总是心慌头晕，吃什么药效果都不好。

后来有人建议她用清补凉，她说吃完症状全部没有了，她现在每月煲一两次清补凉吃。

她说吃了半年时间，每个月吃几次，十多年来身体一直消瘦的，突然长了四五斤，很是高兴，所以她叫她爱人也吃。

什么叫清补凉呢？岭南地区把党参、沙参、麦冬、黄芪、玉竹，还有山药、大枣或者扁豆，等药食同源的几味药组合一起，叫清补凉。

这些药可以灵活调剂，又使气血阴阳都能补到，而且补而不腻，有健脾胃的功效。清补凉是甘甜益力生肌肉的代表。

补中益气。党参具有补中益气之功效，中气不足的人可以用党参治疗。

哪类人中气不足呢？主要是中老年人。他们走路的时候喘粗气，腿抬不起来。

我们给患者看病问诊方面不必问得那么详细，有时不需要患者说，更需要善观察。有些学生问诊大半个小时，问了很多东西，但是有些资料根本用不上。

就像福尔摩斯探案，他只是努力观察而不多问，看到一个线索再努力思考，就可以捋清楚整个案件的前后。

病人拖着腿来看病,提示我们患者中气不足、湿气重，所以使用党参配陈皮。陈皮可化湿、党参可补气，喝下去后脚就有力了。

昨天有一位患者过来说，本来他身体懒散不想动，喝了润雅开的汤方后，人就变得积极、热情。

患者之前身体里有湿气，湿重者懒，吃补气活血的药后湿气就散了。党参和黄芪配川芎、当归，再加四逆散，能让患者腿脚立马变得很轻快。

像皮球打够气一样走路轻便是体质非常好的表现。如果像皮球没气一样双脚没劲，或像自行车胎的气不够，用力跑也跑不快，都是亚健康的状态。

补中益气首选党参，我用党参治疗最神奇的一个案例，是一位中风偏瘫后遗症患者。他走路颤颤巍巍，门槛都迈不过去，需要人扶。

我给他用补中益气汤，党参用30克，黄芪用80克，再配合腰三药。补中益气汤偏重于补脾胃之气，再使用腰三药壮腰骨。

患者吃完七剂药后说，他在家走路不需要人扶了。这就是气足不扶自正，气不足扶也不正。

这就像菜苗一样，你看它吸足阳光和雨露以后，它的苗尖自然会挺起来，如果你不让它吸足阳光和雨露，它自动就蔫了。

气足骨自正，就像你们经常帮患者正骨摸筋，如果后续没有汤药的支持，就像兵很强壮，但没吃饱饭，上战场一两次，他觉得很精神，但是长此以往力气就会消耗殆尽。

有人去捏脚、刮痧越做越虚，是因为前面的疏通做到了，但是后期的温养没有做到。

疏通经络要顺其性，用捏脚、刮痧这些方法很好。但后期的温养，调其真的功夫没有做好，即休息、饮食以及后期的补益汤药没有跟上也不行。

砭堂、针堂、知足堂，这些都是以顺其性为主导。后期要配合素食堂的饮食疗法，身体才能够平衡。

止渴生津。我们爬尖山的时候，带着一两壶煮的党参黄芪水，再放点大枣，就不需要带其他零食。如果你们觉得口中干渴，津液不够，喝完一壶水以后，即使是上山再下山，走路都觉得虎虎生风。

有人做过试验，同样是走一公里，喝完党参黄芪茶的人越走到后面，越觉得口中有甘甜的水溢出，走完后仍然气息绵长，还可以继续走。

没喝党参黄芪水的人，走完以后就想找地方坐，不想再走，由此可见党参不仅补气还生津止渴。

我跟患者说做任何事情，一旦觉得口苦口干了，就不要再勉强自己。一个人早上睡醒觉得口苦口干，可能是长期做自己勉强的事。

上次有位老婆婆口干口苦，就是长期做她不乐意的事情导致的。她想带孙子，但是想回到老家带，而她的子女一定要老婆婆在城市里带。

老婆婆在城里带孙子的时候身体越来越差，到最后没办法只能回老家休养，休养一段时间身体就恢复了。

如果是做不乐意的事情，即使他在城市里吃得再好，待遇再好，身体也会变差。但是做他乐意的事情就不一样，即使在家乡什么事都要他自己做，辛苦一点也心情愉悦。心情好口舌就会生津，不会出现口渴口苦。

邪实者忌。邪气堵塞严重的人要少用党参。

不是说不能用党参，可以先通过反射疗法、砭石疗法等疏通经络将邪气从八风穴排出体外。此时再吃党参就没事了。

有些人吃补药容易上火或呃逆，你可以为他开四关，即两个合谷、两个太冲，一旦把四关打开，再用砭石按摩棒疏通经络，再吃补药就不会上火了。

在暑季脉象无力的原因是暑季人气散，人很累，脉象就很软，所以有"夏季无病三分虚"的说法。意思就是我们在夏天不管有没有生病，人体处于消耗的状态，身体会有点虚弱，不太想干活。

在夏天做事不要太急，要不然很容易中暑出现虚脱。这时不要紧张，党参、麦冬、五味子，此三味药可组成生脉饮。

每天熬上一大锅生脉饮，然后每人喝一碗再去干活，能明显感受到气力接续，而且越来越有力。生脉饮就是把脉象升得有力，所以夏天要补气。

党参还可以治疗贫血，用党参配伍四物汤，

可以达到气血并补的功效。有一些患者脸色蜡黄，没有血丝，可用补中益气汤配伍四物汤，也可达到气血并补。

之前五村的一位阿姨，她的血红蛋白数值很低，蹲下站起来的时候双目发黑伴有头晕。

我让她吃30剂补中益气汤加四物汤，再去医院检查血红蛋白数值上去了，蹲下去很久突然站起来头也不晕了，眼也不再发黑，脸色由萎黄变成淡红。

党参治疗贫血的效果非常好，可以使用补中益气汤加四物汤以养其真，再配合足疗、刮痧来顺其性，治病效果会更好。

有些人到健身房里健身挥汗如雨，觉得很快乐，但是他在田地里锄地挖土就觉得很痛苦。

同样是出汗，为什么有不同的表现呢？这就是差异对待，他认为在健身房出的汗比在田园出的汗要甜。

其实不然，如果你真正会锻炼的话，田地同样是训练场。如果你不会锻炼，就算到顶级健身房里健身，你也练不出好身体。

所以我觉得锻炼的效果跟在健身房还是田地没关系，重点是心境和认识，它们会决定锻炼的效果。

大家来功夫菜园的时候，要先讲清楚习劳中包含了习武，菜园里也有功夫。然后把吐纳之道跟练气之道给他们一讲，他们干起来就会虎虎生风。

昨天新合小学的老师特地跑过来干活。我问她都年三十了，为什么还跑过来干活习劳？

她告诉我她只要下午过来干了活，当天能多吃一碗饭，而且晚上睡眠很好。晚上10点很自然就困了，第二天起来精神饱满，以前折腾到12点都睡不着。

而且她的女儿常年厌食，吃不下饭，更别说主动吃两碗饭。但在田园习劳一个星期以后，小女孩开始主动要吃第二碗饭。

所以最好的消食药，不一定是揉腹部，而是挥汗如雨的那一瞬间。

你们在菜园里干不干活我不知道，但是我去

了要比你们干得多，这是因为我得到了益处，就会很积极地去做。

太子参凉，补而能清。太子参具有清热、清凉的功效，乃气阴并补第一品。太子参既清又补还凉，补而能清是指补后能将邪热清除。

有些人吃参类药会上火，但吃太子参就不会。小孩子发热以后，出现心烦口渴可以煮太子参水给他喝，把丢失的气补回来，而且气能生精，此外太子参还可以养阴。

益气养胃。有一位血糖高的患者，经常少气无力，伴有口干渴，诊断为气阴两虚。我告诉他用太子参跟石斛泡茶喝，太子参具有益气养胃之功，石斛具有养阴之效。

患者是做房地产生意的，他问我用这么简单的两味药可以治好吗，能不能开复杂一点、贵重一点的药。我说这两味药就可以。

他吃药一个月时间回来复诊说，血糖降了两三个点，口中经常生津，不需要总是去喝茶。

可见太子参配伍石斛补气养阴效果好。对于

中气不足，胃不好，特别是胃阴虚的患者，都可以用它。

胃阴虚有什么表现？舌头伸出来，舌苔很少，舌尖红红的，心情很烦躁，看什么都不顺眼。

胃阴虚，阴虚则火旺。所以要用麦门冬汤加太子参，使用后烦躁得解，口干得平。

又可生津。你们知道太子参要配什么中药吗？当你们想到什么样的味道，口中立马就会生津呢？酸味。所以要配五味子、酸枣仁、山萸肉或者山楂。

为什么夏天要喝酸梅汤。因为喝了以后，口舌的津液就涌出来了，湿润得让人舒服，可以起到耐暑的作用。

夏天有很多人热得受不了，不是太阳热，是津液不够。比如车子开久了很热，只要水箱有水就没事，但是水箱没水了，就会出问题。

要想达到生津止渴的效果，可用麦门冬汤加生脉饮，再加上山萸肉、乌梅、山楂等放在一起熬成汤，味道很甘甜，人们喝下去后口舌就会生津。

秋冬季节燥咳的老年人或者小孩子，可以用

雪梨加点太子参或者川贝煲成汤服用，这就是很好的疗法。晚上燥咳严重的患者喝下去，咳嗽立马就能止住。

有些人特地安排时间跑步锻炼身体，挥汗如雨也很高兴，但是别人叫他干活，出了一身汗，他就会皱眉。

但是同样是出汗，为什么去跑步跟干活的效果不一样呢？难道跑步出的汗就比干活出的汗更甜吗？不是的，这两种方式本身没有差别，是你的想法让效果有了差异。

就像有人出门淋到雨就会说鬼天气，但是去漂流被淋得像落汤鸡，却会说真过瘾。

没有人能让你不开心，是自己的想法让你不开心。所以我们说不开心地干活叫干死活，开心地干活叫干灵活，越干越灵活。

如果你能够重复、开心地做一件事情，你就有了境界。我们必须要培养有境界的人，不仅仅是有功夫的人。有功夫的人可以当一个好的助手，而有境界的人可以成为一个好的领导。

第103课 虻虫、党参、太子参、鸡血藤

领导的脸上不能缺乏微笑，因为一个微笑的动作，能同时疏通上中下的联系。在人的头面上，额头代表心肺，鼻子代表脾胃，下面嘴巴代表肾脏。

微笑过后你会在嘴下面有笑窝，此时你的脾、肾、肝就疏通了，额头上的皱纹就会松解开，你的心、肺也疏通了，这就叫眉间松、展慧中、面微笑、心从容。所以这一个微笑能帮助五脏协调。

诊断学中的望诊，就是望一个人的面色。望诊之后要下什么药已经八九不离十了。

上等望术，望而知之。其实这一点都不神秘，你只需要把五脏六腑的位置挂在脸上，再把精、气、神放上去。

通过面诊观察出气不足的人，要给他补气；遇事纠结的人要给他解郁；如果是身体劳累的，要给他强腰固肾；如果肝胆不通，要给他疏通肝胆。

鸡血藤温，是指其药性温。

鸡血藤是泡酒的圣品。它被砍断的时候会流出血红色的汁，像鸡血一样，能使经脉通畅，补充血气。

鸡血藤是贫血、放化疗后患者的福音，他们用鸡血藤熬成糖浆喝下去，气血很快会恢复。

血虚宜用。鸡血藤既补血又活血，所以血虚宜用，而且药性非常平和。在治疗血虚、风湿痹痛的任何方中，它都有帮助之功，而无扰乱之害。

我曾向一位妇科名家"取经"，看他每个方中都有鸡血藤，问他为什么。

他说妇人以血为用，这味药既能通又能补，而且还不上火，找不到比这味药还好的。所以患者用他的方子效果很好，他的口碑也很好。

月经不调。鸡血藤可以用来调月经。

麻木酸痛。为什么麻木酸疼要用鸡血藤？因为藤类药善于通经络，它的名字第二个字是"血"，说明可以补血。

治风先治血，血行风自灭。所以治风要先补血，血液流通后，风就止住了。

一个人的气血足百病除，气血虚万邪欺。气血足，即使你在高山顶上，北风都对你无可奈何。气血虚，从窗户吹来的风都欺负你，吹得你打哆嗦。

　　患者贫血怎么办？可以用鸡血藤 80～100 克治疗，鸡血藤煎汤过后冲鸡蛋服用，达到气血并补。风湿关节痛怎么办？可以用鸡血藤泡酒，喝此药酒即可。跌打损伤怎么办？鸡血藤配伍三七，服用后伤痛就会缓解。

　　今天就到这里，更多精彩在明天。

第104课 冬虫夏草、锁阳、葫芦巴、杜仲

冬虫夏草，味甘性温，虚劳咳血，阳痿遗精。

锁阳甘温，壮阳补精，润燥通便，强骨养筋。

葫芦巴温，逐冷壮阳，寒疝腹痛，脚气宜尝。

杜仲甘温，腰痛脚弱，阳痿尿频，安胎良药。

2月16日

晴

湖心亭公园

昨天除夕之夜，今天是大年初一，六点多我走在路上碰到一个卖粽子的阿姨。她说："这么早你又去讲课？"

我说："是啊，这让老师比学生起得还早。"老师有个特点，他必须比学生更有耐心，更有恒心，才能带出有耐心、有恒心的学子。

我们的知足堂、砭石堂都是将荒弃的古屋用心去把它重新打扫一遍以后，就可以干了。

古人讲陋室可以引大德，茅棚可以出宰公。所以我从来都不为外界环境条件不够理想而揪心，我向来都以一个人不够奋发为耻辱。

开始讲课。冬虫夏草冬天变虫，夏天变草，是一味很奇怪的药。

冬虫夏草,味甘性温。它的味甘甜,药性温和。

虚劳咳血。冬虫夏草对于哪类病证的治疗效果好?体虚、虚劳咳血的患者用它效果好。

有一位肺结核的患者总是上气不接下气,他住院一个月后出院,连家门口都走不出来,走几步就想坐下来,严重的气不足。

后来他用冬虫夏草、太子参、黄芪等炖汤喝,现在都可以去爬山了,体力增强后肺结核的问题也没有了。这就是正胜邪自退,而冬虫夏草可以扶正。

阳痿遗精。年老体衰后,阳气像日落西山一样,走路的时候腿抬不动,讲话的声音不够洪亮,做事情慢吞吞,这些都是气血萎弱的表现。用冬虫夏草配合党参、麦冬、五味子,可以治疗阳气不足。

体虚遗精可用冬虫夏草加金樱子、芡实,可以把肾精收涩住。

冬虫夏草治疗贫血效果也非常好,所以放化疗后或者久病体虚、贫血的患者,可以用冬虫夏草炖汤喝,它属于强壮滋补剂。

上次燕子过来，她在农场里干活的时候说，要把所有的好朋友都叫过来挑一天水，因她挑水后身体非但没有很累，反而把颈椎酸、腰部僵的症状给挑好了。

为什么能够把病挑好，没把身体挑垮呢？她说她喜欢这里的田园，喜欢两个字就可以把病赶出体外。

一般患者过来后，我们要问他喜欢什么。如果他喜欢的事情对身体、对人类没有坏处，要鼓励他去做，这样会进入良性循环。

人会生病有两个原因：第一个原因是长期干自己不喜欢的事，长久如此会造成肝气郁结。

第二个原因是做的这件事情对自己、对大众、对人类、对环境没有好处的，甚至有伤害。

这两件事情做多了，身体就会越来越差。我们要把它改正过来，第一做喜欢的事情，第二做对大众有意义的事情，二者结合在一起等于健康。

锁阳，听名字就知道它的功用，能把阳气锁住。

锁阳甘温，指其是甘甜温补之药。形不足者，真气不足者要用甘温之品来益其气，养其真。

壮阳补精。锁阳可以温润暖肾，壮阳补精。老年人阳气不足，走路颤颤巍巍。可以用锁阳壮阳。

润燥通便。有一种便秘叫阳虚便秘，阳虚为什么会便秘呢？

阳虚导致身体困乏，劳累后腿脚不想动，就想坐下休息。气虚造成肠子蠕动减慢，导致大便秘结在肠道。

这时可以用锁阳配合和火麻仁、肉苁蓉、巴戟天，通大便的效果很好，而且大便通畅以后腰也很轻松。这叫润燥通便，补肾通便法。

强骨养筋。锁阳可以让筋骨变得强劲有力。

有一位老人以前走路膝盖容易软，他的儿女送给他一条拐杖，他始终不用。

我问他为什么不用？他说不要轻易借助这些辅助器械，怕用了以后一辈子都甩不掉。

像有些人轻而易举能做成的小事都要劳烦别人，一旦劳烦上瘾了，像抽大烟一样很难戒掉。这导致没有别人帮助他，他就干不成事，自立能力受到强大的打击。

碰到这类患者该怎么办？

我们可以用六味地黄丸加锁阳、肉苁蓉、补骨脂帮患者把阳气巩固起来。患者服用后，走路时筋骨会非常有劲，感觉就像加满油一样。

肾主筋骨，肾虚则筋骨无力。所以强骨养筋，首推补肝肾的药。

昨天我在田地里看到汤姐和你们在挑草木灰，为什么你们腿都会抖，会绷紧呢？

有人会想，这些负重的苦力活为什么用肩去挑，而不用车子去拉。

我会告诉他，如果喜欢习劳，负重会成为强身健体的补药。如果不喜欢习劳，即使空身去爬山或者干活，也会怨气冲天，感觉很劳累。

所以让我们感觉劳累的一定是不喜欢做这件事的念头。如果喜欢的话，我们登尖山即使满身都是汗，刮破了手脚，衣服被抹黑了，到最后，你们还会问我，什么时候再去啊？

如果不喜欢做这件事，十层楼的高度都要问

电梯在哪里，不想爬上去。

所以做同样一件事情，念头不一样，所获得的利益也不一样。

这就是智者修心不抱怨外界，愚者抱怨外界不修心。

葫芦巴温。其药性温和。

逐冷壮阳。葫芦巴属于温阳药。阳痿、阳虚甚至腰膝冷的患者，可以使用葫芦巴治疗。如果腰冷痛像泡在水里一样，可以用葫芦巴与附子、硫黄研成粉末，患者吃下去就会缓解。

寒疝腹痛。疝气疼痛、肚腹肿痛可以用葫芦巴配合川楝子、小茴香治疗。这些种仁药类可以引药治疗睾丸、卵巢疾病。

中医医生将取类比象的思维学好了，天下的草药会用得得心应手。

藤类药擅于通经络，如鸡血藤、海风藤、络石藤、青风藤、夜交藤等，服用后人体的经络会很通畅。

皮类药擅于祛除皮肤的湿毒，如陈皮、大腹皮、五加皮、冬瓜皮等，都是以皮去皮治皮。

枝干类药擅于通行人体的肢节，如桂枝、桑枝可通上肢；紫苏梗、薄荷梗可以通心胸中的气。

薄荷叶跟薄荷梗不一样，叶是发散的，以发散风邪为主，而薄荷梗以宽胸理气为主。叶就像我们的手脚往外发散，梗就像躯干向里通。

打嗝的患者过来看病，我们可以用薄荷梗、紫苏梗熬水给他喝。而感冒头晕的患者过来看病，我们要用薄荷叶和紫苏叶给他们解表。

种仁类药，可以通人体的腰肾。如五子衍宗丸，人吃了以后后续有力，生育功能也增强。

脚气堪尝。脚气属于寒湿的，可以用葫芦巴、木瓜进行治疗。

腿脚肿胀的患者，只要是湿毒在下，寒湿为患都可以用葫芦巴治疗。

上次爬尖山，金宝、银华他们两个负重爬上去了。婉婷和龙围的朋友空身爬到半山腰就回去了。

山坡很陡，我爬着都觉得有难度，但还是可以克服。因为我认为只要有勇气，难度系数就会下降；没有勇气，难度系数就提高。

所以尖山登顶的困难像弹簧一样，看你是否够勇敢，勇敢的话困难就小，不勇敢的话困难就很大。

登月球那么难，中国人都登上去了，这是勇敢加上智慧的结果。

所以不怕事情难就怕不勇敢，不怕百战失利，就怕灰心丧气。

一个人必须要有一样品质，那就是可以有失败的时候，但是不可以有失败感。失败的话，这个人还没有彻底败。出现失败感的话，这个人就彻底败了。

王阳明的心学在那个时代为什么那么厉害？因为王阳明从年轻的时候就有圣贤独到的气质，圣贤都有这样共同点。

什么共同点呢？意志坚定。科考的时候，大家以为平时读书这么好的王阳明必定能够科举高中，结果他落榜了。

大家感到很可惜，觉得落榜是能者的耻辱。

可是阳明先生讲了一句话："世人以不得第为耻，我以不得第动心为耻。"

人人都认为落榜是超级耻辱之事，但是阳明先生认为落榜以后，灰心丧气才是天底下最大的耻辱。

落榜以后他仍然保持高昂的斗志跟勇敢，再次考的时候成绩更好。所以机会都会垂青那些越战越勇，越挫越勇的人。

有人认为登山只是在登山，而我认为是在磨炼人的勇气。

我们五经富镇的人，有过年登山的习惯，过年可以看到很多人登上各个山头。他们不仅是为了观光，也是磨炼勇气。

杜仲甘温，是指其味甘甜，药性温和。

腰痛脚弱。二村有一位卖猪肉的阿叔，他的腰痛脚麻，走路都软。他问我怎么办。

我说："你那里不是有剩猪腰吗？你去买1～2两杜仲熬出汤来，用这个汤来炒腰花。"

他说吃完以后第二天起来，腰麻的感觉就消

失了，太灵验。我说，是啊，杜仲能够强筋骨。

杜仲掰断后还有丝连着，这叫打断骨头连着筋。而且杜仲皮很坚韧，能够接筋续骨。所以腰骨方面的痹痛，我们常用杜仲为引药。

阳痿尿频。阳气不足，会造成小便失禁。

有位老阿婆刚有尿意，走几步路以后就控制不住尿液。所以照顾瘫痪或者年老患者的时候，必须要懂点中医。

遇到上面这种情况可用杜仲 100 克，黄芪 50 克，煮水喝下去后，老阿婆一个多月都没有遗尿到裤子上。

安胎良药。胎动不安或者习惯性流产的患者，可以喝一些杜仲水。杜仲断了都可以续接，有接筋续骨之功效，同样可以把胎气跟母亲连接得很稳。

那些想要孩子但是以前有流产经历的患者，可以用杜仲煲汤喝，还可以加上续断、菟丝子等补肝肾的药，这样胎元就能稳如泰山。

泰山磐石散专治胎动不安，可以使胎元像泰山磐石一样稳固。但是我认为再好的安胎良药，都不如自己心安神定。例如当你心情波涛汹涌的时候，腹中的胃肠也会跟着滚动。

为什么古籍中讲怀胎的妇人，言要缓、心要善、行要安。因为她能做到这点，胎元就会很稳固。

如果妇人孕期言躁、心恶、行为不安，像蟑螂或者锅上的蚂蚁一样，胎元也会躁动不安。所以习惯性流产的患者，她必定是一个体虚或者躁急的人。

昨天晚上我看到一个小孩，他拿碗时将碗滑落在地上。别人只是看到一个掉东西的动作，而我看到的是一个急躁的心态。

为何我要给你们重点讲《心相篇》，是希望你们看到患者的相貌和行为，立马可以得知他的心态。这和以前古籍讲三岁看大，七岁看老一个道理。

昨天我纠正那个孩子的行为，但是孩子的妈妈说，孩子还小，等大了以后再来教吧，他还不懂。

我说桑条从小欝，大来欝不直。意思是桑条不直不能等它长大再扶正，等它长大再来扶正就晚了。

　　这些格言警句你们心中要存储很多，随时可以解除别人提的疑惑，他破迷开悟后，立马就听了。

　　杜仲是治疗骨伤的奇药，筋骨伤的患者使用杜仲、续断加进四物汤，治疗效果非常好。

　　杜仲用于安胎常与阿胶、续断、枸杞同用。杜仲还有明显的降血压效果，所以老年人出现腰痛、血压高，可以吃杜仲。

　　今天就到这里，更多精彩在明天。

第
105
课

沙苑子、

玉竹、

鸡子黄、谷芽

沙苑子温，补肾固精，养肝明目，并治尿频。

玉竹微寒，养阴生津，燥热咳嗽，烦渴皆平。

鸡子黄甘，善补阴虚，除烦止呕，疗疮熬涂。

谷芽甘平，养胃健脾，饮食停滞，并治不饥。

2月17日

雨

湖心亭公园

昨天功夫堂练功，我看到有人练得散乱，有人练得太急，有人练得太快，有人练得太慢。我就让一个练得好的学员一个个动作地带他们，他们立马规整。所以火车跑得快，全凭车头带。

作为一个特训师，功夫老师，你是去鞭打车厢还是鞭打车头呢？当然要鞭打车头，你鞭打车厢没有用。但是车头一旦启动，后面的车厢会全部尾随。

不管后面多少节车厢，只要火车头功率够大，它就能带动。所以在老师面前没有难教难带的学生，火车头后面也没有带不动的车厢。

我们要拼命地训导师、练堂主。练得好的人，我让他变得更好、更有榜样，练得平常的人我让他继续练。

沙苑子温，是指其药性温。

补肾固精。但凡种子类的药物一般都有补肾的功效。为什么呢？因为种子可以繁衍后代，以子可以通子，补肾固精。人体的肾精得到补益巩固，生育功能得到改善。

以前有个小伙子来看病说，他晚上口渴喝水多，有时候剧烈运动或者生气后会出现严重的遗精现象。

他问我该怎么办，我说去买金锁固精丸，其内有沙苑子的成分。小伙子吃两盒以后肾精就收住了，所以金锁固精丸补肾固精的功效非常好。

养肝明目。沙苑子可以养肝血，使眼睛看得更远。

有些人眼睛暗淡无光或者患有飞蚊症怎么办？可以用"九子地黄丸"，即九种种子（枸杞子、菟丝子、车前子、五味子、沙苑子等）再加六味地黄丸，它的明目效果非常好。

使用种子类药把肝血养好，眼睛就明亮了。

因为肝主升发，而种子的升发之力是最强的。

如果孩子没有活力，可以多给他吃一些种仁类的食物。他吃了以后，就会比较有生机、有活力。孩子要少吃煎炸烧烤的食物，要多吃蒸煮的种仁类食物，这样眼睛会变得明亮。

有一位患者跟我讲，他听我说吃花生米、板栗等干果对眼睛有好处，但是他吃了以后眼睛更干涩。

我问他怎么吃的，他说油炸花生米。我又问怎么吃板栗，他说街上买的爆炒板栗。

我说板栗要煮汤才能养肝肾，花生米要打成豆浆才有滋养的作用。

板栗爆炒过，功效变成了健脾胃，甚至容易伤津，消耗很多水分，所以眼睛就会更干涩。吃过多干燥、煎炸烧烤的食物会损伤眼睛，因为燥会伤目。

并治尿频。沙苑子可以治尿频。

我们把金樱子、沙苑子两味药煮成汤水，给频繁上厕所的老年人饮用后，就能很好地缓解尿频。

我认为一个人视力好，眼花不一定真的好！视力再好，不如眼界高，眼界高比视力好更重要。

许多家长带孩子来调理，即想要调身体还想要改善视力。

我说他们注重这些"末"，却没抓住"本"。本是什么？本是孩子是否诚实、忠信，是否有礼貌、正义感。

只有抓住了"本"，人才会有大格局、有远见，所以远见比视力更重要。

远见是什么？远见可以穿透时空。使一个人能够看到未来 30～50 年。而视力能看到的距离几百米或者 1 公里已经很不错了。所以有好视力不如有远见卓识。

有句俗话叫："抠成的疮，睡成的病，水流百步能自净。"就是说有些人的手闲不住，青春痘越抠越多，就变成了疮。

我发现凡是被关在笼子里的鸡、鸭、鹅，毛发都比较乱。而在外放养的鸡、鸭、鹅就很健康，羽毛也很顺。

抑郁者久睡过后会更抑郁，这叫睡成的病。我们前面讲了坐死走活，睡神经，是说一天到晚地坐，坐骨神经都会被压迫。

走活又怎么讲呢？我们的课程科目安排跟学校不一样，学校就像一个大笼子，而我们的课堂没笼子。

孩子们在老屋住一晚，第二天早上跑到河边来听课，上午会到石印村的村民家去服务，下午又会跑到农场去习劳，晚上还要跑到功夫堂去锻炼。

所以我不把大家集中在一起，就是这个道理。让他们在行走之中行气活血。这个就叫坐死走活，睡神经。

流百步可自净的意思是浑浊的水流动一百步以后就会变干净。

有一次佛陀要喝水，阿难就拿着钵去打水，看到牛过河把水搅浑浊了，他怕浑浊的水是对佛陀的不恭敬，就没有打水。佛陀看着没有打到水的阿难说，你再回去就能看到水很干净了，可以打回来喝。

第105课 沙苑子、玉竹、鸡子黄、谷麦芽佛陀还说有些东西必须用变化的眼光来看，意思就是没有一样东西不处于变化之中，所以不要执着于当下的不好，过一段时间会变好的。

就像程门立雪的典故，雪已经积到膝盖了，杨时、游酢两人仍在等，老师看到他们的坚持不懈很满意，最终成就了千古美谈。

朱丹溪更厉害，他去拜师，老师拒绝收他这个半路出家的弟子，看他二三十岁还来学医，觉得太晚了。

老师让他回去，结果朱丹溪天天到老师的门口站立。即使刮风下雨他都不走，3个月天天如此。老师也够狠心，让他站在门前历练了3个月。

结果3个月后，老师沐浴冠衣后跟众弟子说，真正接我衣钵的弟子到了。就这样朱丹溪后来成为当时最响当当的名医，成曲了金元四大家之一。

所以名医是怎么练成的呢？就是一个"等"字。有些好东西不属于没耐心之人。

学问非浅尝者可以涉猎，功夫不是浮躁人能获得。

如果一个孩子心浮气躁，我不会急于教他太多东西，而是让他把心静下来再去学习。

玉竹微寒，是指其药性微寒凉。

养阴生津。玉竹可以滋养阴液，生出津水。

玉竹，听名字就知道味道甘甜，质润如玉。

燥热咳嗽。平时口干、口燥、肺热燥咳，都可以用玉竹。肺热燥咳是指干咳，觉得有痰咳吐不出来，燥者润之，可用沙参、麦冬、玉竹进行治疗。

就像田地干燥了，你得浇点水让它湿润。菜快干瘪了，浇点水就变得水润了。

有些高血糖的患者，他只喝水不解渴，要喝有滋阴功效的水，所以要在水中加上点玉竹、酸梅或者百香果、蜂蜜，他喝下去就解渴了。

为什么高炉工、电焊工或厨师天天面对大火的熏烤，晚上睡不着觉，睡下去就醒呢？因为火盛则神不宁。

火很旺盛的时候，神根本不能进入心，所以晚上睡不着觉，很亢奋。怎么办呢？

要用沙参、玉竹、麦冬、太子参、山药这些清补的药给患者灭火。熬成汤喝下去，患者心就很清凉。

有一位打铁匠说："这个方子我也懂啊，是祖师爷传下来的。"原来这个滋阴的方法在民间已经广为流传。因为铁匠经常在打铁以后出现口干舌燥，隔两三天就要熬滋阴的药喝，打铁就可以打很久。

不然打着打着，口唇干裂，皮肤也干裂，喝水都不解渴，很难继续打下去。这时候喝滋阴药可以就把体内的燥热消除。

烦渴皆平。一位厨师出现失眠、心烦口渴，我们用酸枣仁汤、栀子豉汤再配合四逆散、玉竹、沙参给他治疗。既解郁又安神，还可以滋阴。

如果晚上睡不着觉，又梦见跟人打架或梦见到处起火，醒后很想喝水，但又不解渴。此时就要用玉竹、麦冬、沙参来滋阴，因为阴盛则阳平。

有些孩子发热热退了但总是心烦口渴，很不安宁，可以用益胃汤，里面有玉竹，这是有益于脾胃的汤。

为什么我们功夫堂对孩子的教学不需要跟他讲太多？因为好话一天讲一两句就够了。

昨天我看到有些孩子练得很快，有些孩子练得慢吞吞拖泥带水，队伍练得不整齐。

我就跟他们讲，练功要快而不乱，练得快的人不能练得乱糟糟的，像乱麻一样。练功可以缓慢，但慢而不散，不要慢吞吞。

通过昨天的训练，我总结出：练功可以缓慢，但不可以散漫；可以快速，但不可以混乱。

"快而不乱，慢而不散"，这八个字一讲出来，再练就很整齐了。我们要善于用口号和金言宝语去规范他们的行为。而不是盯紧一个人抓，要盯紧一批人练。

我常问学生，假如你的厂里出现次品，你是去修理次品，还是修理生产线？

有些人拼命去修理次品，次品只会越来越多，导致工作越来越忙，修理好生产线，就会越来越轻松。所以我们要做的是修理生产线，不要修理次品。

学生跟带教都出现问题，那一定是带教的方法有问题，而不是学生的问题，所以要提升带教的方法。

我们抓鱼，如果一条一条抓，会非常累。但是用网去捕，就会很轻松。鸡蛋从外面打破，就是食物。但是从里面打破，那就是生命。

要让孩子自己学会学习的方法，不然就算我们讲解再多的知识，他听不进去，也是没有用。

解而不行，只增傲慢。行而不解，徒长愚痴。所以解行并用，行在解先。所以练功夫要多练少说，多行少讲。

鸡子黄甘，是指其味甘甜，且甘甜能够益力生肌肉，鸡子黄还是血肉有情之品。所以人体大虚后，可以用血肉有情之品——鸡蛋黄，让他恢复体力。

善补阴虚。阴虚血少的患者可用鸡子黄治疗。有些人中风高热以后，甚至出现手足抽动，可食用鸡子黄进行缓解。

除烦止呕。烦躁呕吐的患者，用鸡子黄可以平息。

有些人在炒股票或者工作上失利以后，会出现烦躁难睡、暴跳如雷的症状，可用阿胶鸡子黄汤或黄连阿胶汤使患者心肾相交。

疗疮熬涂。如果患者身体出现疮痈肿毒或肝火湿疹之类，可以煎鸡黄油进行涂抹，收疮的效果很好。小孩子身上的各类疮肿，涂上去就会好。

接下来讲谷芽。凡是植物种子发芽以后，嫩芽非常柔软。就像豆芽可以钻来钻去，此时它能屈能伸。

所以当一个人脾气刚硬的时候，我们的素菜馆"天香妙厨堂"，就要炒豆芽给他吃，不要放太多的油跟盐。油盐太多会减低豆芽的韧性，豆芽清蒸清炒都可以，吃下去就能解压。

我们还可以用红薯苗尖、豆芽或者荷兰豆苗尖做汤，烦躁的人喝下去后会觉得从头到脚都很松软。

你们常看到我给性情刚躁的患者吃芽尖药，

他们平时执拗转不过弯，吃下去后就能平和很多。因为豆芽还有红薯苗尖，都善于转弯，这叫能屈能伸。

大丈夫就要能屈能伸。我们要怎样培养孩子的体魄呢？要让他从小吃一些豆芽。芽尖含有无量的生机，最后能长成一棵大苗，再结无数的豆种。

谷芽甘平，是指其味甘甜，药性平和。

养胃健脾。我们把谷芽埋在土地里，它很快会把土地撑松。

松土有两种方法：一种是用锄头，另一种是把种子种下去让它破土而出，土就变得松软。

有些人脾土板结，不爱吃饭，可以吃些谷芽、麦芽，脾土就变得松软。

饮食停滞。食积停在脾胃，吃不下东西，怎么办呢？可以用谷芽、麦芽煮汤，谷芽30克，麦芽50克。

有一位赵老先生，他治病很厉害，基本上治疗内科杂病等疑难杂症，他都会开麦芽30～50克，再用上其他药物。

一年多的时间他要用成吨的谷芽、麦芽，人家是以克为单位，他是以吨为单位。

谷芽、麦芽既能舒肝，让肝变得柔缓，还能健脾，让脾胃消化功能变好。最重要的是药性非常平和，吃了以后不会有伤害，反而有好处。

三高的患者都有饮食停滞的症状，此时可以用谷芽、麦芽。舒肝则血压下降，健脾则血糖降低。

除此之外，三高的患者还需注意饮食，多运动。不乱吃，管住嘴，迈开腿。这就是养生。

并治不饥。总是不觉得饿，没食欲，叫作不饥，此时可用谷芽、麦芽进行治疗，因为它们擅于消食化积。

过年过节的时候，小孩子出现厌食、挑食，饭不爱吃，可以用谷芽、麦芽健胃消食。

吃了谷芽、麦芽，消化好了，他就有食欲了。但是有些人用谷芽、麦芽治疗效果不理想。

此时要扶正祛邪，扶正用谷芽、麦芽，祛邪是不吃零食。

有一次我的女儿吃不下饭，我说用锤子可以

治好厌食。她的爷爷、奶奶听了都愣了。

零食拿出来，我用锤子往零食上一锤，我说从此不要吃这些了，下回饿了就找饭吃。所以我说锤子也能够治厌食，效果也还不错。

医生治病不要局限于用药物，有时需要用一些方法，比如教育。当然，用锤子锤零食只是一个玩笑行为，还需沟通解决问题。

今天就到这里，更多精彩在明天。

第106课 白前、胖大海、海浮石、昆布

白前微温，降气下痰，咳嗽喘满，服之皆安。

胖大海淡，清热开肺，咳嗽咽疼，音哑便秘。

海浮石咸，清肺软坚，痰热喘咳，瘰疬能痊。

昆布咸寒，软坚清热，瘿瘤癥瘕，瘰疬痰核。

2 月 18 日

雨

湖心亭公园

我们客家有句话：点久方知大蜡烛。什么意思呢？指蜡烛燃的时间久了就知道了它很耐用，跟路遥知马力的意思相近。

持久力才能看出一个人是不是大才，爆发力只能看出一个人有没有小才。

他的能力爆发出来，一下子干好多活，这只是小才。如果一辈子他都可以干好多活，那就是大才。

弘一法师有句话叫：初心不难于勇锐，而难于坚久！什么意思呢？

比如你们刚开始听课、做反射疗法、农耕或者练功夫，会有那种新鲜感，说那些都不难，表现得很积极。但难的是你们能够很坚定地保持下去。

我跟在功夫堂练功的那群小伙子们说，我们练功不是练动作套路，而是练耐心。练做事的耐心，做人的细心。

练棍法不打到墙需要细心；每天晚上都过来练功也需要有耐心！这些都是非常重要的。

白前微温，是指其药性温和。

降气下痰。白前入肺，而肺主肃降，所以它可以把堵塞在肺里的痰湿降下去。

有些老年人晚上睡不着觉，一躺下去咽喉中就有痰液积聚，就是痰湿壅堵在肺里导致的。怎么办呢？

咳嗽喘满，服之皆安。痰实堵塞，满在胸膈，咳嗽喘满，可以用白前汤治疗，方中有白前、海浮石、半夏、紫菀、大戟等药。

我治疗过一位哮喘的老人家，他在水库的边上居住，以前经常吃鱼，而且是五经富最好的鱼。

他吃的是清水鱼，鱼的肚子都是清白透亮的。他觉得鱼是人间最大的美味，但是鱼生痰，肉生火，青菜豆腐保平安。

老爷子咳嗽来看病,用四逆散加胸三药、前胡、白前、紫菀、百部、款冬花治疗,可化痰宽胸解郁。我叮嘱他要想治好,就不要再碰这些鱼肉类,要清淡饮食。

他服用三剂药后,胸中的痰浊被化掉,如乌云拨开见到阳光。他过来说,十几年的胸中有痰、喘满,吃了我的药,听了我的话,就被治好了。

我说吃了我的药好三成,听了我的话好七成。这样就十成圆满。

饮食清淡,这些疾病隐患就可以消散。以前讲若要身体安,淡食胜灵丹。

小孩子咳嗽怎么办呢?常见的新久咳嗽,即刚开始咳嗽或者时间久的咳嗽,这两类很难治好。

这时可以用止嗽散,其中有桔梗、白前、紫菀等药物。夜晚咳嗽难愈用止嗽散治疗效果就非常好,它可以断咳嗽的尾巴。

但是咳嗽跟五脏六腑相关,因此要饮食有节,起居有常,不妄作劳,身体恢复就会很快。

前几天天气实在是冷,湖面跟水塘面都起了

白霜。木瓜、红薯叶统统被冻干了，原来冷能够让植物或者大地变得干裂。

许多老年人的皮肤干裂起皱纹，是缺乏阳光温煦，而不是缺乏水，所以补水没有用。

就像到了霜降的时候,植物浇再多水仍会干。植物都怕寒霜，人禀阳气而生，也怕阴冷。所以生冷的瓜果，还有冷漠的性格，都会让身体变得枯槁。

我观察到一场霜过后万物枯槁，我就联想到冷漠的性格会让一个人积极性下降。

没有一种药物，能够替代热情、欢喜对身体的好处。经典上也讲过欢喜的心情是疗伤圣药。忧伤冷漠的性格能够让一个人身体枯槁，不只是皮肤枯槁，连骨头都会枯掉，所以人要远离冷漠。

胖大海淡，是指其味甘淡，可以用来泡茶。

清热开肺。比如说，我们逢年过节咽喉疼痛肿胀，可以用胖大海、罗汉果掰开泡一壶浓一点的茶喝下去，疼痛肿胀就缓解了。

上次有个小伙子咽喉痛，喝了胖大海、罗汉

果茶还不好。我说："你给我看看你泡的是什么？"就一两粒胖大海、罗汉果，泡的水清清淡淡。

我说要用胖大海、罗汉果浓煎，再兑点蜂蜜吃下去，一次就好。

甘淡的胖大海，配上清甜的罗汉果口感非常好，能够清热开肺。身体有热毒，就要浓煎。平时保健饮用，可以清淡一点。

歌唱家声音沙哑了，或者演讲家声音不够清亮、洪亮，用胖大海可以开宣肺气。

咳嗽咽疼。教师的职业病是慢性咽炎，出现咽喉疼痛、声音嘶哑，这时该怎么办呢？

用胖大海配合蝉蜕，可以利咽开音。蝉蜕是知了虫从土里出来后脱下的衣服（壳），它能起到根尘脱落的效果。

蝉蜕是空的，而蝉飞上枝头鸣叫的声音非常响亮，所以蝉蜕是空身之壳，进入到身体可以让管道变得中空，中空善通表里气。

凡是空壳，善于把闭塞的管道疏通开。所以咽喉不利的人，胖大海配蝉蜕可治疗。

音哑便秘。便秘严重的患者，大便闭塞是排泄不出来的，可以用胖大海配大黄治疗。

为什么单用大黄 10 克治疗便秘,没有胖大海、大黄各 5 克的效果好呢?

因为胖大海可以开肺，肺与大肠相表里，而大黄通肠。两味药配合的话，就可以通便秘。

上次有一位老师来看病，他在考试前比较紧张，要处理很多事情，然后就出现了便秘，咽喉发炎疼痛，吃不下东西。他就买了很多清咽利膈的中药，吃了以后咽喉还是火烧火燎。

我让他换一种方法，用这些清咽利膈的药再加 10 克大黄一起煎后服用。大黄要后下，通便的效果才好，结果老师用了大黄，大便通畅后，咽喉梗阻感就消除了。

这个案例可以证明什么? 证明肠通则咽喉利。因为咽喉接天气，肠接地气，地气通则天气开。

所以严重的牙龈肿痛、目赤头痛，还有咽喉疼痛要怎么办? 我们要问患者大便通不通，他大便两三天没排了，就给他通大便，大便通了咽喉痛就会大为减轻。

你们看心脏是不是一直收缩舒张？一缩一张，这是天地之道。

也就是说，人生会碰到一些波折，有挫折也有飞跃，有高点也有低点，这些都是人生的常态。

你们在低点的时候，要像心脏一样收缩起来积聚力量，你们在高点的时候，就要释放出力量。

心脏要先收缩积聚力量，吸很多气血，然后在放松的时候，用力把气血射出去。

为什么我们要一年365天都在不断地习劳、讲课？我们这是在传递力量，力量蓄积越久，越不能间断，未来出手越是非凡。

海浮石咸，清肺软坚。海浮石很轻，可以浮在水面上。它的味道是咸的，咸有软坚的特点。

所以肺里有坚块、痰核，吐出来的痰是一块一块的，这时可以用海浮石清肺软坚。

为什么呢？浮者入上焦也。海浮石带有咸味，它善于软坚散结。所以听它的名字，就知道入什么经络，治什么病。海浮石就治留在肺里的痰核。

痰热喘咳。如果患者喘咳痰多，身体又很燥热，可以选择用海浮石治疗。

瘰疬能痊。瘰疬就是一个一个的痰核，摸脖子的时候会摸到一串一串的，用海浮石、海藻、昆布、玄参、贝母、牡蛎等，配进四逆散中服用，脖子间的结节都会被化散开。

砭石堂里用的砭石有一个特点，沉降也。手中拿的砭石能降气。人不可有傲气，有傲气不拿砭石。

真人之心，如珠石在渊。常人之心，若浮漂在水。意思是真人的心像珠石沉在深渊底部，不管外面的波涛如何荡漾，他的心都不会动！常人的心态，像瓢盆在水，随波逐流。这叫定能生慧，静可生智。

我看一个人有没有才学，才学大不大，主要看他遇事的时候慌不慌张！慌张代表才学有限，每逢大事要静气！你每做一些大事情，气很静，心很细。这就是有才的表现。

我们过年的时候许多人喜欢听好话，他们不

喜欢听逆耳的忠言。其实我认为，恶言恶语是对懦者的打击棒，也是强者的磨刀石。

恶言恶语，听起来是有点痛。但是你能够把它消化了，就可以有无穷的力量。

一般听不进恶言的人，他的心量都是非常有限的。在《增广贤文》上面讲到，言吾好者是吾贼，言吾恶者是吾师。

恶言告诉我有过失，改过必生智慧。这些讲过失的忠言就像磨刀石一样，刚开始磨刀虽然很痛，但是刀会变得越来越锋利。

而好言好语，似乎很好听，但是就像把刀放在水里，放久了反而会生锈。

昆布咸寒，是指其味咸，药性寒，属于海带类植物。

软坚清热。如果身体有脂肪瘤或者包块可以多喝海带汤或吃凉拌海带。

瘿瘤瘰疬。各类的结节包括乳腺增生、子宫肌瘤、卵巢囊肿都可以用昆布治疗。

有人曾问我为什么乳腺增生、子宫肌瘤、卵

巢囊肿等结节病证都用四逆散舒肝。

我说，这些地方都是肝经所过之处，肝经过乳头，下落小腹及阴部，上行巅顶，下到脚趾。

如果肝经不通畅，就会堵塞形成结节。就像运输的车子堵塞了，垃圾堆积在各处，就会臭气熏天，所以口臭的患者我给他用疏肝解郁的药。

瘰疬痰核。瘰疬痰核怎么治疗呢？要使用昆布、海浮石再配合猫爪草进行治疗，有些咽喉方面的肿瘤结块也可以这样用。

咸能软坚散结。有些痰核积聚在生殖器的周围，如睾丸。要用昆布配合橘核、荔枝核、川楝子、小茴香，可使药性引入睾丸中。

昨天晚上在功夫堂我讲到了一句话，《增广贤文》中讲：客来主不顾，应恐是痴人。

客人来了，而不招待，恐怕是痴人。什么是痴人？就是说自己的水平不够。

学生到场以后，要奋不顾身地学习，如逆水撑舟，如炉炼丹，这股劲非常重要。小学的时候老师就开始教导我们学习就要踏实地学，玩就要痛快地玩，但是有些大学生甚至老人仍做不到，既不能踏实地学习，又休息不好，这也被称作"痴人"。

　　今天就到这里，更多精彩在明天。

第107课 海蛤壳、海蜇、荸荠、禹余粮

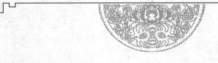

海蛤壳咸，软坚散结，清肺化痰，利尿止血。

海蜇味咸，化痰散结，痰热咳嗽，并消瘰疬。

荸荠微寒，痰热宜服，止渴生津，滑肠明目。

禹余粮平，止泻止血，固涩下焦，泻痢最宜。

2 月 19 日

晴

湖心亭公园

昨天很高兴，因为我们的文堂——书法堂成立了，文堂很重要。古人讲："言之无文，行而不远！"

如果一个人的言行举止没有文化，他很难走得长远。

所以文教乃万教之先，在各种教法排在第一的就是识文、明理。识文明理的人秀气，识文明理的人智慧。

我们的书法堂周六周日开堂，每天可以练字一小时。我们练字跟普通书法老师教得有点不同，因为普通书法老师是教学生怎样把字练得漂亮，走的是偶像派路子。

我们练字不一样，既要字练得漂亮，还要把

人练得认真恭敬，有精气神，我们要走实力派兼偶像派的路子。所以我说练书法不单是练方块字，更是练字里行间的方圆智慧。

这个方圆智慧是什么？一个字写得秀气漂亮，很符合章法，叫有智慧。有智慧的人可以迅速把字写得跟书帖或者师长的字很相似。

智者乐水，仁者乐山。仁者乐山是指仁者像山一样镇定。写字要气定神闲地写，而不是心浮气躁地写，这就是藏在字里的仁。所以看一个人写字，可以看出他有没有藏志，有没有藏仁。

最重要的一点，要看他写的字是站着的，是倒下的，还是睡着了。

我们五经富有个最厉害的书法家，他已经逝世了。他曾经在二村写了一块牌匾"旧日瞻云"。他说他想要字笑，字就会笑，他想让字哭，字就会哭。

这句话的意思就是我们看他写的字悲伤，就觉得特别冷落。看他写的字神采飞扬，就特别高兴。所以字解人生，字能调人生，字可以调气，这就是书法堂的至高境界。

他写的"旧日瞻云"是给整个五经富人的鼓励。为什么呢？他的台坊是朝向东的，早上起来第一瞬间就看到旭日东升。

古代把天子视为太阳，把宰相、王公贵族、群臣视为云彩。旧日瞻云的意思就是即使无法接近太阳，也要做到靠近云彩，即使不是朝中大官，也做大官的助手。

所以我们的五经书院（书法堂），不是练漂亮的毛笔字，而是练有智慧的方块字。

在五经书院里要做三件事：第一件事就是要用字解人生，把它做好后，解 100 个字就能悟 100 种人生，可以悟出人生百态。

我举个例子，少加力等于什么？等于"劣"。

一个人没力了，就会"劣"。就像一个人将死去的时候，你给他筷子都握不住，说明体质已经"劣"了。

由"劣"字领悟到我们不单要识字，更要懂得自己不要"劣"，不要少力，所以要锻炼身体。

　　村长和村委说要给我们的书法堂提供凳子，电脑之类的。我说不要，书法堂有最朴素的桌子就够了。我不要学生坐在凳子上练书法，要让他们站着练，甚至要负重练。为什么呢？

　　因为国家有规定，在塑毛主席像或者别的革命烈士人像的时候，只能塑站立的，不能塑坐的。

　　我们到全国各地去看，合法的人像都是站立的。为什么？因为人像代表中国人民站起来了，这是一股勇气。

　　人一站立起来，就顶天立地，此时他写的字就有顶天立地的气象。这是很重要的。

　　为什么一个人只要在书法堂里陶冶一段时间，自然而然有一股倔强之气和一身傲骨呢？这就是站立练书法的妙处。

　　我还会在学生手臂上放一个半斤或一斤的小石块让他们练运笔，这是功夫跟书法一起练，我们称之为功夫书法。

　　第二件事是听万物说，万物都会讲道理，只是我们听不见。

我们如果妙观察志，地板会说，路在脚下，要自己走。梁柱会说，顶天立地，不能靠别人。房屋的房顶会说，要高瞻远瞩，目标远大。

从万物万象里领悟的道理，在古代叫托物言志。就像借竹子来讲虚心，借寒梅来讲傲骨。这方面练好了就会有秀才、榜眼、探花、状元的气象。

第三件事最重要，在我们书法堂里一定要具备什么？那就是金言宝语。到时候每一堂课，我就教一句金言宝语。

第一堂课肯定教"三近轩"的"三近"：好学近乎智，力行近乎人，知耻近乎勇。

我们书法堂的总纲是仁智勇教学，也就是儒学，所以又叫五经书院。

以前讲：男儿欲遂平生志，趋向五经窗前读。

以前的人为什么把书放在窗前来读呢？第一，你们普遍认为是明亮采光好，这是对的。第二，窗前空气好。在读书的时候空气好，新陈代谢就好，能保持一种通畅的状态。

古人认为窗就是鼻子，门就是嘴巴。所以大

门要做得好，这个家庭才有福气。窗做得好，这个家庭才有气量，有气量才可以读书。

所以在我们九厅十八井到处都是窗，是一种很通畅的状态。这是很重要的。四书五经放在窗前读就不容易累。

海蛤壳，也就是海蛤的壳，它居然是药。这就是我们中医厉害之处，就像竹头、木屑都是药。

我跟你们讲一个用竹头治病的案例。有一位老人家吐脓痰，梗在胸中很不舒服。

医生说："你房间不是很多竹子吗？把竹头弄出来烧一下，竹沥水就流出来了，盛一碗绿黄色的竹沥水喝下去就能好。患者喝了痰就被冲刷下去了，就像洗洁精洗碗一样。

如果患者是痰热咳嗽，可以砍竹子来烧竹沥水喝，或者直接买鲜竹沥口服液，喝下去后可以洗涤身体内的痰热，而且没有不良反应，还不会污染环境，这是非常生态的疗法。

上次我跟你们讲，有一个车夫经常胸胃气痛。医生让他用打造家具或者打佛珠剩的檀香木屑跟姜一起熬水，车夫喝下后胸胃疼痛就好了，还不花钱，所以木屑也是药。

这就是中医的厉害之处，即使是别人丢弃的东西，也可以把它的价值放到最大。

海蛤壳咸。海蛤壳的味是咸的，可以软坚，而且壳很硬。

软坚散结。海蛤壳可以把身体上的一些坚聚包块软化散开。

脂肪肝的患者，生气以后肝部会有硬结，乳腺可能会出现增生，可用四逆散加海蛤壳、昆布、海浮石、海藻治疗，坚结立马就被软化。

所以胸肋部有坚结的患者，我经常让他搞点凉拌海带之类的食物，放些醋进去，一个月吃几次，坚结就可以酸软。

清肺化痰。在古代有一名医生利用一个很厉害的药方不断地升官，因为他把皇帝妃子的严重咳嗽治好了。

宫廷中妃子之间相互嫉妒，嫉妒久了人就容易火气中烧、肝火旺。肝火旺叫木火，木火会刑金，意思是木生火，火大以后就会克金。

就有这么一位妃子有嫉妒的情绪就咳嗽，这叫火克金导致的肺咳不止。所有太医给这位妃子治疗，她仍咳嗽止不住。

皇帝就说，谁能帮她止住咳嗽，他就让他坐上太医位。这名医生听闻后就去给妃子治病了，他使用的方子是黛蛤散。

青黛可以凉肝，海蛤壳能够散肺里的脓结。两味药打成粉末，这位妃子吃两次就好，他就坐上了太医位。

在这个小方子中有大道理，"昔欧阳子暴痢几绝，乞药于牛医。李房御治嗽得官，传方于下走"。

你们听得懂这句对联吗？欧阳子就是欧阳修，他出现暴痢腹泻，水泻得快要气绝身亡了，太严重了。然后乞药于牛医，也就是帮牛马医病的人，他说这个治疗很简单，弄点车前子熬水喝，利尿后大便就成形了。

所以大智慧在民间。"李房御治嗽得官，传方于下走。"李房御就是一个李姓的医官，他刚开始为一位妃子治病，总是治不好。

后来有一名下走医到处卖药，他的咳嗽药两文钱一付，很多人喝了药咳嗽就好了。李医官试着买了一付药给妃子喝，妃子立刻就好了。

李医官不耻下问，所以他可以从下面的老百姓身上得到好东西。这也是向群众学习是最长久的原因。

我在余师的药房中抓药、抄方，会碰到一些老一辈的人，他们就说久病成良医。不是说他的医术很厉害，是他累积了很多偏方、验方。

人从小到大总有生病的时候，你问他们用什么药治好什么病，他们很乐意跟你讲，这时就要把他讲的记录下来。好方子是从群众中来的，这是真正的智慧。

《道德经》中讲：高以下为基，贵以贱为本。高高的智慧必须要以底下为基础，你看桃李树上硕果结得那么好，这离不开根须汲取的能量。

再看菜长得那么好，是因为粪便浇在菜旁边，让它吸收养分，而且粪便是无公害的肥料。

金子好不好？有人说好，有人对金子有仇恨。为什么？比如一个人说他是打金的，有一次不小心碎金子打进眼睛里，眼睛从此坏了，一辈子都不能打金，所以他恨金子。金屑虽好，在目为障碍。

猪粪好不好？有人说猪粪不好，太臭了。可是把猪粪浇在各类蔬菜旁边，让它发酵以后被蔬菜吸收，比用化肥要好多了，而且是无公害的，人吃了有机蔬菜可以更好地代谢吸收。

所以说，世间的事物不要绝对去定好坏，一旦有好坏、有分别，就会有烦恼。

利尿止血。海蛤壳可以把身体多余的尿水排出，还可以止血。所以小便不利的患者，用茯苓、泽泻或者五苓散加点海蛤壳，排尿就会很通畅。

海蛤壳不单止血，还止反酸。蚬壳胃散中就有海蛤壳。有一名反酸很厉害的患者，医生给他吃了两包蚬壳胃散，反酸就好了。

把海蛤壳放在瓦片上，煅烧后研粉，胃反酸的时候就吃一点，就可以中和胃酸。但是我认为胃反酸还要注意一点，应酬太多、心念太杂，肠胃的消化功能就差。

不但小孩有食积，很多成年人也有，主要源于情绪不能畅达。在中医讲木能够疏土，调理好情志，肠胃消化吸收就会好。不然肝木克脾土胃就会发堵，吃进去再好的营养物质都会胀肚。

海蛤壳还有一个神奇的作用，如果身体长湿疹、烫伤，可以把它研末，用油敷上去，收疮的效果非常好。

昨天我在田里看到有几只蜜蜂飞来飞去。春暖花开，蜜蜂就到来了。

有句话叫作"你若盛开，蝴蝶自来"，可以理解为一个人不需要刻意去招周围的人才，满腹才华不怕运不来。

这朵山花开得灿烂，自会有绿叶来相伴，有蜜蜂、蝴蝶来欣赏。

所以打造好自身更重要，我们接下来会有一个打造龙凤身的计划。

什么叫作打造龙凤身计划？到时候光明堂会专门打造眼睛跟耳朵，这就是我要给大家分科了。

推背堂就练虎背熊腰，知足堂就练步履青云。揉腹堂就练大肚能容，整脊堂就练顶天立地、昂首挺胸，美容堂就练容光焕发。

我们要懂得入乡随俗，大家在俗世里头需要什么，我们就提供什么，所以搞一个美容堂会有很多人过来做，大家都很欢喜，这叫作欢喜布施。

如果一个人常说甚深微妙法，就能生广大欢喜心。意思是如果在做美容、刮痧时你们能够把甚深微妙的法讲解给他们听不要太多，三言两语即可，他们来做两三次，就能得广大欢喜心。

要生广大的欢喜心，这就涉及说话的艺术。

比如我们在给他们做理疗按摩的时候说两句激励的话，他会容光焕发。那种容光焕发不是用砭石美容得来，也不是用润肤霜得来，是源自于自信。

自信的美容，可以美一辈子。润肤霜的美容，只是美一阵子！

这些让人自信饱满的话，我们要在书法堂里提炼出来。所以你们每人每天都要去读书，去找金言宝语。找那些大家听了就喜欢、有能量的话。

如果你找得多的话，自己就会造金言宝语了。我现在不单是讲别人的名言，已经开始自己造言论了，就快要出炉了。

海蜇味咸。听到海蜇蜇人是不是很害怕？我告诉大家，欧洲的新西兰、荷兰有一种职业，做该职业的人寿命特别长，能活八九十岁，甚至一百多岁，那就是养蜂老人。

为什么？第一，是因为他与大自然打交道多。第二，一般养蜂老人去拨弄蜂箱的时候，可能被蜇几次，然后他就会很小心。

在《小儿语》中讲，人生在世守身实难，一味小心方保百年！小孩子都能读得朗朗上口，但是大人未必能够修炼得到。

环境是一条，小心是一条，还有很重要的是养蜂老人很聪明。

在龙山有一位七八十岁的老人，十七八岁的人干活都没有他体力好。

他跟我讲他不管儿女，一辈子都不发火。我

跟养蜂老人同吃同住的两年间，没见他发过一次火，我平时跟他交流说话都很从容。

大家都说叔公是龙山的老烟囱，老烟囱是什么意思？就是说他不烫手，摸上去又很暖和。

所以做人要像烟囱，烟囱不能烫手，还很暖和。比如你要取暖，放手在火炉口太烫了，而放在烟囱上面就暖暖的。做人要有气度，有温度。

我问老人的气度从哪里来的，他说，他发现蜜蜂很奇怪，蜜蜂一嗔恨，蜇人时蜂刺扎到肉里，它再飞走，整个五脏六腑都被拖出来，最后只会身亡。

曾经有一个小孩就被蜜蜂扎了痛得直哭，他就告诉小孩，被蜜蜂扎一下是很痛，但蜜蜂也因此活不了了。所以蜜蜂更惨。

苏东坡的《水调歌头·明月几时有》中，大家以为最精彩的是"但愿人长久，千里共婵娟。"其实最精彩的不是这一句，而是它前面的"人有悲欢离合……此事古难全。"意思就是很多事古难全，就别抱怨了。

看到蜜蜂蜇人自己就丧失生命我想到：它不恨你怎么会去扎你？它不扎你自己怎么会死掉？我们更应该想到做人不应该有恨。

化痰散结。痰结瘰疬，可以用海蜇、牡蛎、海蛤壳治疗，就会消散掉。

痰热咳嗽。痰热的特点是黄、黏两个字。此时可用二陈汤加枳实、竹茹，也就是温胆汤。清痰热再加点海蜇、海蛤壳、牡蛎，患者两剂药喝下去痰热就化掉了。为什么我们治病很快速？因为我们把握住了主症。

并消瘰疬。患有瘰疬的患者一般上有三忌。

第一，忌熬夜。越熬夜，瘰疬越硬，越难化。

第二，忌吃鱼蛋奶肉。鱼生痰，肉生火，痰火多就容易生结节、脂肪瘤。治疗瘰疬，素食治一半，然后再用药物治一半。

第三，凡是痰核瘰疬的患者要多运动。

你看痰液吐在地上是不是黏滞不动，所以痰液很懒。清水是不是流通很快速，所以清水很勤奋。

懒生痰，勤生清水。勤生健康，懒生病。所

以百种弊病皆生于懒。

如果你们格物致知能到这种程度，一个病人过来不超过三秒，不用切脉就可以讲个八九不离十。

格物致知就是把握已经细致入微，所以有时候高手过招就是一个眼神。

荸荠微寒，是指其药性微寒凉。我们当地叫作田葱又叫马蹄。

痰热宜服。厨师、铁匠、司机，有时候会心急火燎，做点荸荠清汤喝下去，心情就会舒畅。

荸荠能甘甜滋阴，还能清热化痰。所以咽喉嘶哑的老师，可以做荸荠汤或莲藕汤喝，效果非常好。

止渴生津。糖尿病患者用荸荠、莲藕、山药、荷叶或者玉米须一起煲汤喝，口中会像涌泉一样不断有津液生出，消渴症状就会解除。

糖尿病患者要常按涌泉穴，顾名思义即可以涌出泉水，泉水一多，就可以起到润燥的作用。

之前有一位血糖高的患者打电话问我怎么办。我没开药就教了他一招，搓涌泉穴。他以前眼干、鼻干、口干，当天晚上搓完以后，第二天就不干了。

他连续搓了两个月以后，口舌生津，眼睛也不干涩了，血糖降了两三个点，很高兴。

滑肠明目。荸荠可以把肠道的瘀浊滑利下来，所以大便燥结的患者可以用它。

二村有个小孩子大便燥结，怎么办呢？我让他买点荸荠煮汤，再加点蜂蜜喝。他喝下去就好了，这就叫润肠滑肠。

荸荠还可以明目，用荸荠汁滴眼可以治疗眼目翳瘴。报以目赤肿痛的患者也可以用它。

昨天轩哥给我们知足堂写了副对联。上联是足下修身，下联是知静得定。

我说这个不够俗，足下修身很容易懂，但知静得定，一般老百姓听不懂，也不好解释。

我说要知静延年，他立马就重新写一份，改过来以后就很满意，因为老百姓喜欢听延年、益寿、福禄这一类的词。足下修身意思是修身养性，已经有点文了。另一联可以用知静延年，意思是你能心静、安静，寿年就会延长。

知静延年是有来头的，因为诸葛亮说过"夫静以修身，俭以养德，非淡泊无以明志，非宁静无以致远。"

明天去爬尖山，口诀是什么？口诀就是"静静静"。

我有一位学弟，他以前爬两三米都累得不行，现在负重爬数十里都没问题。

为什么呢？他说一句话不讲，一个眼神也不多看，最后一步一步就爬上山去了。

他从此体会到"非宁静无以致远"。所以性子不是很静，走不了很远。

为什么现在的人过桥都要用摩托车？因为急躁，路程虽短，但他们觉得很长，所以安静可以缩短时空的距离，提高一个人的耐力。

"自静其心延寿命，无求于物长精神。"为什么让你们做好事不收红包？因为无求于物，可以增长精神。

自静其心延寿命。心要静下来，就像练书法和堂训，都是只练不说、只干不讲、只写不问，这样就能用静字来修身。

禹余粮，顾名思义为大禹治水留下来的粮食，它可以治疗出血。

禹余粮平，是指其药性平和。

止泻止血。如果肠道里像黄河泛滥一样，腹泻止不住，用赤石脂禹余粮汤效果相当好，就像大禹用土把缺口堵住一样。

固涩下焦。遗精，滑精，妇人带下，可以用禹余粮来固涩。

泻痢最宜。拉肚子久治不愈，可以用禹余粮治疗。

今天就到这里，更多精彩在明天。

第108课 小麦、贯众、南瓜子、铅丹

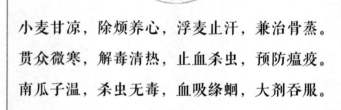

小麦甘凉，除烦养心，浮麦止汗，兼治骨蒸。

贯众微寒，解毒清热，止血杀虫，预防瘟疫。

南瓜子温，杀虫无毒，血吸绦蛔，大剂吞服。

铅丹微寒，解毒生肌，疮疡溃烂，外敷颇宜。

昨天我碰到一个朋友，他说出去玩太浪费时间了。

我认为最浪费时间的不是出去玩，是不良的人际关系圈。在不健康的朋友圈里泡久了才是最浪费时间的。出去玩有什么浪费时间？

以前的人游山玩水，还能进步。所以浪费时间的不是外面的环境，而是你的精力被消耗。

如果你的圈子是精进修学的圈子，那你到哪里都不浪费时间。如果你的圈子是吃喝玩乐的圈子，那可能就是浪费时间。

所以我认为珍惜时间，就是要建立好的圈子。这就要看你所在圈子里的人是不是正能量的。

好的圈子一般有以下三个特点。

第一，这个圈子的人都是比较自信，能鼓励别人。

第二，这个圈子的人很热爱身体，热爱自然环境。

第三，这个圈子的人比较喜欢付出，在付出中得到收获。

如果你的圈子符合这三个特点，在这种圈子里不会浪费时间。不符合这三个特点，就很容易浪费时间！

小麦甘凉，除烦养心。其味甘，药性凉，而甘凉入心，所以可以除烦养心。

所以更年期妇女出现心烦热燥，可用甘麦大枣汤治疗，即甘草 30 克，小麦 50 克，大枣 10 枚。患者将三味药煮水喝下去，心烦气躁就消掉了。

小麦茶是上等的养生茶，可以除烦养心。

有一次，一位妇人说她总是失眠，睡不着觉。我说你到素食馆吃素，清理一下肠胃。将素食馆的小麦茶顺便买些回去，平时喝点小麦茶。

她从此一发不可收拾，说喝了小麦茶以后她

睡觉特别好，平时无事常生闷气，喝了茶后也没有那么容易焦急烦躁了。原来小麦还可以疏肝解郁。

浮麦止汗。浮小麦可以止汗。

有些小孩子晚上睡下去，醒过来整个后背都是湿的，这是盗汗。用浮小麦30～50克煮水喝下去，口感很好，汗也止住了。

兼治骨蒸。什么叫骨蒸？骨头里蒸蒸发热，心里很烦躁，可以把小麦跟地骨皮一起用，地骨皮有退热疗蒸之效。两味药服用后好像骨头里都会蒸出汗，效果非常好。

有一位更年期的妇人，她最怕晚上睡觉，翻来覆去睡不着。像煎鱼干一样，煎来煎去人变得很消瘦。每天晚上睡两个小时，吃安定都不管用。

我说她是脏腑燥热，用四逆散加甘麦大枣汤，再配合地骨皮、青蒿可以退骨蒸潮热。她服用三剂药后就能睡到天亮了，不会再出现心烦气躁。

什么叫有智慧的人？智者都有一个特点，他能够把见面的街坊、邻居甚至敌人，都变成朋友。而愚者会把周围的亲朋好友，最后都变成仇人。

情商高的表现是碰到不和谐的关系，立马能和谐、能退让，这叫情商高。

情商低的表现是明明关系好，一转眼就翻脸无情，变成仇敌，这叫情商低。

有句话叫作：多一个朋友多一条路，少一个冤家少堵墙。所以做事会有障碍，只是你不擅长把敌人化为朋友。干活能常得利益，因为你善于将冤家变为好友。

当时我们在田园里，有一位最难相处的老农，我们经过他的田地他都会发怒，大家都说不要跟他打交道。

我认为唯学要从难处做起。我们若跟最难相处的人能相处好，与其他人相处会更融洽。

我们每次见到老农都把带的龙眼、香蕉送给他。结果送几次后，他说："过来过来，你们把这些竹子砍去吧。"

有的时候融入一个关系圈，获得的利益会很大。丢一个人际关系就像丢一桶金，得一个人际关系就像得一片天。

所以我都觉得，真正的敌人从来不在外面，对周围人的嗔恨才是内心真正的敌人。除此之外，再无其他。

贯众微寒，是指其药性微寒凉。

解毒清热。贯众解除毒素，清身体热的效果非常好。

热毒盛导致的疮肿，或者流行性感冒引起的痄腮（大脖子），用贯众就可以把它们清掉。

止血杀虫。贯众不单杀肠道里的各类寄生虫，导致妇人阴道瘙痒的霉菌性阴道炎，使用贯众也能杀灭。

在欧洲女性很害怕什么？很害怕妇科炎症，因为用消炎药已经没有效果了。这时她们会去中国人开的草木店就诊，在欧洲他们把中药店叫草木店，这些草木是大自然的恩赐。

我们在国外开草木店，很受世界人民的欢迎。而且草药不是提炼的，很少毒副作用，只是药味道苦苦的，颜色黑黑的，但喝下去后这些寄生虫导致的瘙痒就缓解了。

中国文化已推向世界，草木文化很厉害，一花一草皆是良药，一树一木尽是良丹。

预防瘟疫。以前的人出现流感、瘟疫怎么办呢？抓一把贯众丢到水缸里，用水缸里的水来煮粥、煮水喝，就可以预防瘟疫，贯众预防热毒瘟疫的效果非常好。

热毒性感冒、咽喉炎、扁桃体发炎怎么办呢？可以用贯众泡的水来煮汤、煮水喝。

如果要把蛔虫打出体外怎么办？用贯众配合川楝子或川楝子的根皮浓煎，早晨空腹喝下去。因为贯众味苦，蛔虫闻苦则下，意思是蛔虫一闻到苦味药，赶紧往下跑。

我们自己喝苦味药都皱眉，那些寄生虫碰到苦味药，一溜烟就往下跑，再适当加点大黄就可以将其排出体外。

中医治虫很科学环保，不会赶尽杀绝，就是让它觉得你的身体不适合它生存就走了，不是吃那些有毒性能杀死它的药。

如果用贯众烧炭，能够治疗妇科崩漏下血，

效果很好。

刘备能够建立功业，有两个最重要的举动。

第一个举动是请诸葛亮，如果讲细一点叫三顾草庐。所以大师级的人物、大智者，不是一请就能请到，要三次礼请。第二个举动是全部放权，让诸葛亮去做，这是能成事的关键。

但是最后为什么会败下来？因为诸葛亮制定了联吴抗曹的计划，而刘备没有执行，他偏偏要跟吴国开战，结果魏国坐收渔翁之利。

如果你用医生的眼光去解读《三国演义》，会发现里面都是医道，我们有什么启发呢？

第一条，我们选择合适的人经营堂口，要放手让他去做。

第二条，要跟百姓的力量连在一起，就像诸葛亮提出蜀国联吴抗曹的计策一样。

不能拿老百姓的一针一线，不收一个红包。连一针一线都不拿，更不要说送几百块钱的红包，更不会拿。

功劳不讨，功劳永远在。功劳一讨，就被交

换没了。

南瓜子温，是指其药性温和。

杀虫无毒。南瓜子没有毒，但是大量使用，可以把虫排出体外。

血吸绦蛔。是指血吸虫、绦虫、蛔虫，若用南瓜子配合槟榔一起煎，或研末大剂吞服，驱虫的效果更佳。

南瓜子驱蛔虫一般用 60～120 克打成粉用开水调服，用 10～20 克没有效果，那叫食物，用到 60～120 克，那就是药物。

有时候剂量很关键，剂量小的时候就是食物，剂量大的时候就是药物。

这就像一个人，他平平凡凡的就是普通人，如果他晚上来我们功夫堂进行特训锻炼，他就是超凡的人，能够解决问题。

上次我们碰到一个痔疮很严重的患者，我让他去吃马齿苋。

他说：这个是野菜呀，以前也吃过，但是效果不理想。

我说：你吃多少？

他说：就吃一筷子、两筷子。

我说：你吃这么少就叫食物。你吃一大碗、两大碗，那就是药物。

他回去照这个量吃，痔疮不出血了。继续吃的话，痔疮就收回去了，痈肿就消了。

为什么说中医不传之秘在于剂量呢？古代传承有句话是师傅传功不传火，他可以把功夫都传给弟子，但是火候要靠弟子自己拿捏。

就像厨师可以把菜谱和调料全部写成字交给你，但是怎么样炒出好吃的菜要你自己拿捏。

有一个南瓜子的超级秘方，可以治疗前列腺炎。有一位患者的前列腺充血很难受，伴有尿频尿急，用很多药物都没效果，已经没信心了。

后来他碰到一位老中医，老中医跟他讲到菜市场去买南瓜子吃。

他说：南瓜子以前我吃过了，没效果。

老中医说：你怎么吃的？

他说：就吃瓜子呗。

老中医说：不是叫你吃瓜子，是叫你连壳一起吃，吃葡萄不吐葡萄皮，吃瓜子不吐瓜子壳。每天吃一小捧，连带壳一起嚼碎。

结果患者吃下去后排尿就通畅了，才吃十来天就彻底好了。如果再严重一点，吃一个月左右也可以治好。

有些老人没牙齿不太会嚼，怎么吃呢？可以用打粉机打碎后再吃。

前列腺炎的患者可以把南瓜子打碎，半个月内把它吃完，不要留太久，因为打成粉后不好保存。另外，南瓜壳像是一个前列腺，所以可以入下焦。

南瓜子、冬瓜子都有一个特点，如果人们把它丢到粪坑里，来年舀出来再泼在地上，它还能发芽，所以它们可以防腐防蚀。

人体的前列腺在下焦，久坐后容易充血，加上运动锻炼少，最容易受到侵蚀。

南瓜子吃下去后既能够抗腐蚀又可以排浊，还可以配上足底反射疗法和按摩前列腺，这叫内外同治。

《论语》中有句话叫："君子不重则不威。"你们怎么理解？普通人以为君子不长得肥肥胖胖，身体不饱满起来，就没有威风。

真正的"君子不重则不威"，有两层意思。

第一，就是言行举止要持重、厚重。因为燥者，也就是浮躁的人，他是没有什么威望和信用的。当你的言行持重，举止不再轻浮，威望会慢慢树立起来。

第二，你要懂得去担时代和家庭的重任，担起这个重任，你的威望就树立起来了。

为什么有些人在家里谁都瞧不起他，没威望。因为他看到事情就放任，而不去承担。如果你善于承担重任，人们就会看重你。

就像我们要担一个地方百姓的保健问题，和寒暑假孩子贪玩到处"危害"百姓的问题。

我们在农场里经常听到场主说，哪家的小伙子来弄折了他的甘蔗，又有人去挖他的红薯做窑红薯。

寒暑假期间孩子贪玩的问题都要我们去担，

这就是我们为什么创功夫堂的原因。

我们还可以理解为要善于做重活，负重锻炼的话，人的威风就会出来，"威风八面，百邪不侵"。不负重锻炼的话，人就显得很轻浮，会出现很多问题。

在《易经》中有讲到，吉人也就是吉祥的人，比较持重。凶人就比较浮躁，所有浮躁的背后会有一些不好的事情到来。

铅丹微寒，是指其药性微寒凉。

解毒生肌。铅丹是外用药，肌肉溃烂的患者将铅丹做成膏药贴上去，疮疡溃烂的位置就会愈合。

疮疡溃烂。严重的黄水疮也可以用铅丹来治疗。

外敷颇宜。铅丹外敷的治疗效果非常好。

现在有人担心铅丹存在重金属方面的中毒，其实用作药时用量很少，也不是长期服用，尤其是外用铅丹，大可以不必担心。

为什么钓鱼的时候要放一个铅坠？因为有了铅坠，沉下来的绳子就不会随波逐流。

船出海为什么要配合船锚？就是为了一旦大

风雨来临就将船锚抛下去,这样船就不会被风刮跑。

所以人平时必须要负重锻炼,负重锻炼就相当于人有一个坠子,才能根深不怕风摇动。

当看到大桥上的那棵榕树时,我就有了灵感。它上能接收天气,下却没碰到大地,就立在桥上,没有立锥之地,但是它仍能长得这么灿烂。为什么呢?因为它的根扎得紧。

为什么现在的人身体总有那么多问题?是因为小腿的负重少了。

我们现在有足底反射疗法,将来还要开发一个腿脚负重的特训,负重做得好,人体失眠、颈椎病、头晕、高血压就都可以缓解。

高血压就是中医讲的风往上走,患者如果进行负重锻炼,就像有千斤坠一样使风向下行。

以前少林寺入门要练千斤坠,也叫扎马步。马步扎得好,人就不会出现高血压,血糖也可以慢慢降下来。

这就是昨天为什么我反复纠正孩子们扎马步的动作。我说:"再低一点,再低一点。"

　　在拔河的时候，什么动作出力最大？是下蹲并往后倒。所以在干活的时候，也要善于用扎马步的动作。

　　浮躁的人扎马步就可以看得出，他蹲下去后会越蹲越高。

　　蹲下来要像弓一样，如果蹲得不够低，弹跳就不远。你不把马步扎下去，最后冲拳的时候，力量就不会大，所以这又叫弓步。弓步扎下来，箭拳打出去的力量才能很大。

　　我看别人拔河，就可以悟出道理，要蹲低、扎马步，再用力。站得直直高高的跟别人拔河，一下子就会被甩过去。

　　我昨天纠正了扎马步这个小动作，孩子们蹲下去再练拳，就表现得雄赳赳气昂昂。而站得很高练拳，就轻飘飘的，没有力气了。

　　为什么当今时代城市中浮躁的人有很多，多是住在高楼大厦。在农村，像我们五经富这样美好山水镇，多数人都是居住在两三层的房子里，而且农村还有很多瓦房。

以前的房子很宽敞，俗话说心宽百病消。现在好多人住在高楼大厦，却不够宽敞，变得傲慢。

有一个房地产商，他居住的高楼大厦什么都有，但是住进去睡不着觉，心情烦躁。很奇怪的是，他只要到低矮的平房住就睡得好。

所以在他的家乡里，别人盖的都是两三层的房子，他就盖一层四点金。他说他喜欢住接地气的房子。

今天就到这里，更多精彩在明天。

第108课 小麦、贯众、南瓜子、铅丹

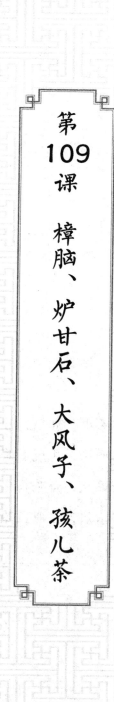

第109课 樟脑、炉甘石、大风子、孩儿茶

樟脑辛热，开窍杀虫，理气辟浊，除痒止疼。

炉甘石平，去翳明目，生肌敛疮，燥湿解毒。

大风子热，善治麻风，疥疮梅毒，燥湿杀虫。

孩儿茶凉，收湿清热，生肌敛疮，定痛止血。

我打开洪涛的教材《药性歌括四百味》，发现整本书都被他画得满满的，这就是好记性不如烂笔头。我在余师那里学医的时候，余老师最怕我了，为什么？

因为刚开始我跟借他两三本书，后来借二三十本，后来一次借两三百本，每本书我都让它遍体鳞伤，做了很多笔记。

好记性不如烂笔头，意思就是记性再好都不如笔头勤快。所以我认为世界上没有聪明的大脑，只有勤奋的手脚。

一个人大脑再聪明，记性也是有限的，而且不一定深刻，但是笔头很勤奋的话，就可以记很多知识。

所以人若笨拙，笔头常勤，终会聪明。人若聪明，笔头懒惰，终将笨拙。

当时我在游学的时候，看到一位师父门口贴了一首对联："养成大拙方为巧，学到如愚始见奇"，横幅是"笨拙功夫"。

养成大拙，就是说他并不求巧，只求踏踏实实，这就是最精巧。学到如愚，意思是学到看上去不太懂的样子，表明很谦虚，做到这样是真正的奇人。

很多人问我，这么多书怎么写下来的？我跟大家说，我写的书就像酒，而我做的笔记就像大米、稻谷。

"稻花香"这么好的酒，一定是我长期做笔记，积累了很多稻谷，才酿成的香醇。所以巧妇难为无米炊，作家最怕长期不练笔。

当时我讲了一句，将来可以成为名言的话，那就是作家的笔就像武士的剑一样，片刻都不可以离身。

一个灵感过来，你要立马像钓鱼一样把它钓起来，不能让它溜掉。这样积累多了，你的文笔自然灵活，自然可以出口成章。

读书破万卷，下笔如有神。我觉得还可以再加一点，笔记破万卷，文章如有神。

你看我现在还天天做笔记，而且记得比你们都多。最近我发现春天到来，万物生长，居然感到头部有股清气。然后我立马作了《手足道论》。

当时我想到大米，它的保质期只有一两年。怎么样让大米保质期变成几十年呢？

那就是酿成酒，酿成好酒，酒越陈越香。所以怎样把我们平时讲的这些含金量不太高的话，流传久一点甚至流传千古呢？

就要把你的话做成古文，或者做成对联，加工成精辟的话。让别人一读就明白，一看就喜欢，一听到就想把它记下来。

我写的《手足道论》出来后，有多少做手足疗法的人，把它抄回去了。

这让我想到了"洛阳纸贵"，晋代左思写出一篇好文章，大家拼命去买纸，要抄他的好文章，结果纸因此涨价了。

如果你们达到这种境界，就可以达到书中自有黄金屋，书中自有千钟粟，书中自有颜如玉。书中自有什么？自有你心想事成的东西。

樟脑辛热。樟脑的走窜能力非常强。把它放在柜子里，蟑螂闻了都到处跑。

开窍杀虫。樟脑的气味很冲，可以辟恶气。所以虫子碰到都会赶紧跑掉。

几乎治疗疥癣、疥疮等皮肤病的药膏里都加了樟脑。为什么呢？因为樟脑有开窍的功效。

皮肤病多是毛孔被堵住了，身体内的湿毒无法排出。患者使用樟脑后，毛孔立马被打开了。

如果让我来形容它，那它就是毛孔的钥匙，所以你们做一些美容疗法或者祛湿毒的时候可以用樟脑。例如把樟脑放进泡脚的方子里，毛孔就会被打开。

有一次来了一个脚痹痛很久的患者，总是治不好，他又不爱吃药，家里又没什么钱。怎么办呢？

老师说："我给你省点钱吧，也不用吃药。你去弄点樟树枝，用它泡水洗脚洗手。"

你们可以用点按穴位的洗手洗脚之法，再配合樟树枝来治风湿，所以风湿堂随时可以开起来。哪个中老年人没有风湿痹痛？所以这是很接地气的。

我们要把握时代的地气，努力做众人所需。上联是把握时代地气，下联是利于群众所急。横批是儒医。

理气辟浊。樟脑可以让气机变得通畅，让浊气排下去。

有些人在环境污染的工厂里出现疲劳或者突然间恶心、呕吐、晕倒，甚至讲胡话，此时可用樟脑内服。它可以辟浊开窍，立马让头脑清爽起来。

除痒止疼。如果身上瘙痒难耐，甚至很疼，樟脑即是止痒药也是止痛药。

痛三药（丹参、石菖蒲、威灵仙）再加一点樟脑进去，病人身上的痛、痒都能治，这就是秘诀。

如果是跌打痛，可以用樟脑配一些酒精制成药酒。其实治疗跌打伤药酒的用法很重要，再好的药酒，如果没有用好，它也发挥不到淋漓尽致的效果。

我现在可以开始造经典语句、寓言，而且要流芳百世，不亚于自相矛盾、守株待兔。

因为我看了很多庄子的文章，庄子很会写寓言，我也可以造一个寓言。

有一个人上街去挑最好的扫把。他问老板："哪个扫把最好？最贵也无所谓，只要它的质量非常好，能打扫得很干净就行。"

他把最好的扫把拿回去，挂在家里三天也不舍得用它来扫地，只偶尔简单打扫一下。脏的地方更不愿意用他的新扫把了。这样，他的屋子反而比之前更脏了。所以再好的扫把，你不使用，灰尘也不会自动跑掉。

在我们这个时代，好的药酒很多人都有，但是我不用药酒，只用点白酒就能把患者的风湿痹痛搞得服服帖帖，因为我有手法。

假如我没有扫把，拿了一块抹布或者捡个破烂的扫把，只要我勤于把脚底下的东西打扫了，房子照样干净。

我们的跌打药酒要怎么用才更有用？昨天我们爬山回来后，家里人就要用跌打药酒给我做手足泡洗、保健。我体会到她很重视做手踝跟脚踝。

这两个位置的重要性我五六岁就知道了，怎么知道的呢？是我师父的传承。因为我们五经富当地有习武之风。五经富号称武书院，又号称酒武馆，武馆的邻里都懂得强身健体。

师父有百年的传承，不管是治手、治肘，还是治肩，药酒拿来抹100～200下就好了。

就像锁生锈了，我们就要给锁眼加点油。胶钳不好用，应将油涂在哪里？胶钳口，因为此处最灵活。

人体最灵活的部位在哪里？手腕，还有肘部。我们所有人去练武的时候，师父会说药酒不要乱用。

我们将药酒抹在手踝、肘踝、膝盖。然后再带大家练功，就不会有伤。而且越练身体越壮，风湿不知不觉就练没了。

有人就问，曾老师，是要做药酒方吗？

我说不单要搞药酒方，还要搞药酒法。

因为得方而不得法，就像有了扫把不拿去扫地一样。得方又得法，就像你有质量好的扫把，而且还勤于扫地，屋子就会很光洁。

今天我造的这个寓言很厉害，我叫它"漂亮的扫把跟丑陋的扫把"。

炉甘石平，是指其药性平和。

去翳明目。眼睛里有东西堵住叫作目翳障碍，可以用炉甘石去除，而且治疗目赤肿痛的效果最好。如果是血虚目翳，炉甘石的治疗效果就没那么好了。

有一位患者总觉得眼睛有东西在飞动，手又抹不掉，这是飞蚊症。怎么办呢？

我说这是血虚造成的，就像灯没油，灯火就会飘忽，有很多暗影，用四物汤加杞菊地黄丸给他养其真。

他将七剂药喝下去，一年多的眼睛翳膜就消掉了。所以补够气血眼睛就很光明，就像手机充够电以后很亮。

生肌敛疮。肌肤溃烂，疮口不收，用炉甘石治疗效果很好。

将炉甘石跟黄柏、青黛一起研成粉末外敷，疮口溃烂、流脓水，敷下去后就可以收住。就像柴碰到火焰一样，一下子被焚烧干净。

燥湿解毒。湿毒严重的患者可以用炉甘石做外用药。到时候我们可以用这些燥湿的外用药，做成湿毒清软膏。

看到炉，我就想到我为什么不排斥任何学生在这里学习。因为我认为，世间没有破铜烂铁，只有不会炼钢的炉。

而会炼钢的炉可以将精华提炼出来，像昨天我们半夜爬尖山，勇气、智慧、魄力、团结，统统可以从中练出来。

如果爬山带绳子那就更有智慧，碰到十几、二十米的瀑布口，我可以把人绑住，然后慢慢放下去，到下面再解开，所以远行的时候背包里一定要放一捆绳子进去。这就是逢山开路，遇瀑降绳。

我们爬山可以练仁、智、勇，仁要怎么练呢？你要照顾后面的人，强者像洪涛的肩膀被后面几十个人踩几百次。这就是仁，希望你们平平安安下来。

智要怎么练呢？碰到坡度高的地方，而我们没有绳子，怎么办呢？砍树为杖，拿着树杖慢慢前行。或者找一棵几米长的树放下去，大家扶着树像猴子一样滑下来。虽然消耗的时间是长了点，但是所有人都是安全的。

勇要怎么练呢？你们没开山不知道，一路上我把身体练饱满了，手都练出了很多个茧。就像老虎突然出来了，都可以把它打趴下。

整个人气血膨胀饱满，这就是勇，勇冠三军必然是凭借平时不懈的修行。仁智勇的炉要把傲慢与偏见的破铜烂铁，练成人才、金刚。

大风子热，是指其药性热，可以治疗麻风。

善治麻风，疥疮梅毒。现在麻风病比较少。大风子是皮肤恶毒的克星，所以疥疮、梅毒疮都可以用它。

燥湿杀虫。连梅毒、麻风都可以用大风子以毒攻毒进行治疗，所以可以攻毒杀虫。而且一般大风子用做外用。

一般大风子治疗麻风都要配合苦参、苍耳子。几味药对麻风病患者效果非常好。

我昨天突然间想到，在登山的时候不怕山难爬，就怕山没路。不怕山没路，就怕人没有勇气。有勇气的话即使是荒山野岭，我们也能劈一条路爬上去。

没路的时候，你不要抱怨，要勇于开拓，有路的时候要感恩，这是前贤留下的路。

好人只有一个标准，什么标准？就是他对现有的东西很珍惜，懂得感恩。对得不到的东西或者困难他不会抱怨。只要做到这两种品质，他绝对不是坏人，而且他绝对有不浅的造诣。

孩儿茶凉，是指其药性寒凉，治疗湿热的效果很好。

收湿清热。皮肤红肿热痛、牙疳（牙齿爆一个脓包，积热在里面痛的不得了），可以用孩儿茶配合青黛、冰水、薄荷来开窍，外敷上去，红肿疼痛自然就消下来了。

生肌敛疮。孩儿茶也是敛疮之要药。湿毒、湿疮可以用它治疗。

定痛止血。疼痛严重、外伤出血止不住，孩儿茶用下去，症状就会缓解。

我们去外面爬山攀岩受伤，或跌打、磕碰伤，怎么办呢？

我们可以自己配一个七厘散或者网上买七厘散，专治跌打损伤。用温水送服少量七厘散，瘀伤就会清退了。

以前行军打仗必带七厘散，不带的话受伤后可能很危险，七厘散是止痛良药，能行气活血，让人的四肢灵活。

上次遇到一个懒惰的人，我给他配了一个七厘散，他服用一次就勤奋了。还可以再配点酒喝下去，他喝了就坐不住，想起来活动。

为什么有些人没有酒，他干活就不够卖力，因为酒喝下去可以行气血，人就坐不住了，而且一动就会出汗，越动越舒服。所以七厘散再配点温酒喝进去，活血化瘀效果就很好。

今天就到这里，更多精彩在明天。

第109课　樟脑、炉甘石、大风子、孩儿茶

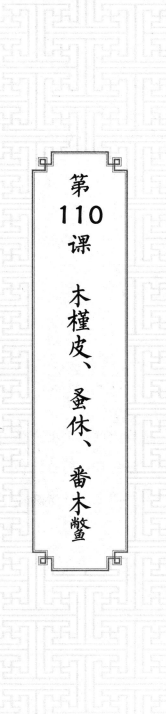

第
110
课
木槿皮、蚕休、番木鳖

木槿皮凉，疥癣能愈，杀虫止痒，浸汁外涂。

蚤休微寒，清热解毒，痈疽蛇伤，惊痫发搐。

番木鳖寒，消肿通络，喉痹痈疡，瘫痪麻木。

2 月 22 日

晴

湖心亭公园

今天讲的课是我们《药性歌括四百味》的收官之作，剩下不是四味药，而是最后三味药。

这药性歌括到今天就画上一个圆满的句号，四百多味药我们用了一百多天把它讲完。

所以事情能否做成，我更看重"持之以恒"，三分钟热情没有什么好炫耀的，持久不懈的，这才值得尊重。

有一位作家，他写书写了一辈子，人家问他这么苦为什么还能一个月接一个月地写。

他说他觉得每天写书都很甜蜜，像个蜜蜂一样，蜜蜂天天去采蜜飞得多辛苦，远的话要飞到几万米以外去采蜜，但是它来回都很高兴。

所以事情苦不苦，不看这事情本身难不难，

看一个人的心情是不是欢喜。心里不欢喜，吃顿饭都很苦。心里欢喜，挑重担都很快乐。

我能够把《药性歌括四百味》，包括连接下来的经典一部一部地讲解，源于我做的时候很欢喜。

你们学医，甚至学任何东西感觉不欢喜的时候，你们要注意，要么就放弃，要么想方设法找到一位名师。先让自己变得对它欢喜起来，否则久了就会抑郁生病。

木槿皮又叫土荆皮。木槿皮凉，是指其药性寒凉。

疗癣能愈。醋泡木槿皮治癣良药，所以皮肤恶病的疥疮、癣疾用它治疗。

杀虫止痒。虫菌多、瘙痒难耐，用木槿皮泡酒后刷洗在皮肤表面就能止痒。

浸汁外涂。木槿皮泡出来的汁，可以作为外用药物。

如果是顽固的皮肤病，还可以用木槿皮配一些蛇床子、大风子、苦参一起煎汤外洗，治疗效果很好。顽固的痢疾，可以用木槿皮配白酒煎汤内服治疗。

学好一样东西，要看三层，就像龙眼，它有壳、肉、核。

如果要学手足反射疗法，需将反射图牢记于胸中，并且知道哪个病痛按哪里，这叫学会表层的壳（技术）。

还要由表及里，天天去实践叫知行合一。使用技术帮助患者康复，积累大量的经验，人家会夸赞有真功夫！这就是已经尝到里面的肉了。

第一层是技术层，第二层是功夫层，而第三层是核心层。龙眼核里有种仁，种仁有什么特点，就是一颗种播下去还能收获千万个龙眼，千万颗种子。

当你技术功夫到达登峰造极的时候，只需干一件事情，干桃李满天下的事。

一个人拥有了技术，但是不学不练功夫，这叫不学谓之不智。如果他不教技术不教功夫，叫作不教谓之不仁。他不教就得不到核，他不学就尝不到肉。

所以我对洪涛说他在知足堂里练，目标不是练成超级神手，而是成为打造神手的人！意思就是不是让你成为练家子，而是要成为教功夫的人。

学到一定程度，必须要成为老师，老师才是圣洁高追求，为什么呢？因为一个好老师，他会带出一大群好学生。

我们讲学的这地方叫什么？叫百鸟朝凤，是一个大祠堂。为什么我会选择这里呢？

因为一条凤凰可以带百千种鸟，集百千种鸟的精华于一体。而且它还可以让鸟类的境界提高，这就是仁德。

蚤休微寒，蚤休即重楼，其药性微寒，可以治癌。

清热解毒。热毒很重的疾病，可以用蚤休治疗。

有位患者痤疮很厉害，还有满脸热毒，草医郎中说治这个病太简单了，用重楼30克煮水，再兑一点蜂蜜喝下去以后肠道就通畅了，痤疮就退下来了。患者才喝不到一个星期，全好了。

重楼又叫七叶一枝花。李时珍的《本草纲目》

中讲："七叶一枝花，深山是我家，痈疽如遇此，一似手拈拿。"就是说重楼长在深山，深山就是它的家。痈疮肿毒一旦遇到它，就像用手拿东西一样简单。

痈疽蛇伤。可以用重楼治疗蛇咬伤、痈疽。大腿、背上爆出大疮，用重楼研成粉末，调敷在患处，就能退掉；还可以将重楼加金银花之类的药物一起煮水内服。

南通那边有个蛇王季德胜。他为什么号称蛇王？各类蛇，他都敢伸手过去给它咬。被咬后就喝自己的蛇药解毒，在伤口上也涂抹，然后就好了。

他没什么文化，也没什么学历，但是让朱良春老先生发现了，特别向国家申请把他请到南通大医院做专科医生，专治蛇伤。

那些被蛇咬伤后奄奄一息的患者赶紧去找他看病，能吃药不吐出来的人就还有得救。他创造了季德胜蛇药片，后来交给国家生产了。

所以我觉得学历不高不足耻，文凭不高也不足羞。你要是手上功夫好，是个有才能的人，国医大师都会请你到医院做专家。没功夫的人，文凭再高，老百姓都为你叹息！

走民间这条路子，虽然是一条难行路，但是难行能行，最后难成能成。所以真成功了，绝对不是小成功，而是大成功。

如果被蛇虫咬伤，用重楼捣烂或者研末，跟醋一起敷在伤口处，蛇疮就会瘪下去，内服还可以防止蛇毒攻心。

惊痫发搐。癫痫发作手脚抽搐怎么办？用重楼配合一些治癫痫的药，如钩藤、蝉蜕。

孩子出现惊痫抽搐、急惊风，用重楼可以让热毒平息，让火气下降。

从蛇药伤这件事里我领悟到：人不怕在民间里隐藏，主要是功夫要练好，功夫才是你一生的招牌；口碑要做好，口碑才是你仰仗的饭碗。

马钱子这味药实在太厉害，太霸道了。它怎么霸道法？普通人喝下去手会抽搐，我们老师亲自试验过。炮制过后用来治中风偏瘫。

偏瘫患者的手不是不能动吗？吃下去后手会

慢慢抽动，最后就能动了。

马钱子又称为番木鳖。番木鳖寒，消肿通络。

马钱子可以治疗肿胀僵硬，络脉不通被堵塞。这像什么？像推土机可以推出一条路来。这味药如果不炮制就千万别用，它是大毒之物。

风湿痹症、筋脉拘急的患者在古代怎么办呢？可以将马钱子炮制以后服用。

喉痹痈疡。喉痹、食管癌的患者，东西吞不下，用马钱子磨汁含在口中，咽喉会被通开。

痈疽流注，如乳腺增生、卵巢囊肿。这种病证很难治，患者服用逍遥丸这类顺气的药，效果不够理想。

因为它已经形成团块，积滞很严重，单纯行气效果没那么理想。这就像你长期不在家里住，那些地板都发霉了，已经长成块状了，用扫把打扫是没有用的。你在家经常活动，用扫把就可以扫得很干净。

如果你家已经有些霉迹了，这个时候要用什么？用钢刷一刷，那些污垢就会纷纷掉落下来。

而逍遥散、逍遥丸就像扫把，有马钱子的小金丹就像钢刷。

在武当山脚下有一位患者，胸肋部长了结块，一个接一个，吃了不下 100 盒逍遥丸，仍没治好。

老先生让他换"小金丹"，小金丹里有马钱子、乳香、没药、五灵脂、草乌、麝香等药，专治痈疮肿毒。结果吃了几盒以后结块就退掉了，患者很开心，所以这就是秘诀。

如果碰到严重的结块、积聚，就要用钢刷。但是患者治疗时也要配合运动锻炼，气通血活了，体内的垃圾更容易搬运走。

有些人说：哎呀！为什么我用这个药的效果没那么理想？

我说：这个地方交通都不通了，垃圾怎么出得去？所以每天进行运动疏通经络，再配合药物治疗，叫运动药物疗法，效果会很好。

瘫痪麻木。人体瘫痪动不了，就可以用番木鳖治疗。但是过量服用，会出现身体抽搐，血压升高，还会昏迷，所以使用剂量很重要。

如果这些大毒之药，你善于炮制，毒药即是良药。你不善于炮制，人参亦是毒药，人参滥用后眼睛都会出血。

世间没有绝对好与不好的药，那世间有没有绝对好与不好的人呢？没有。

你若善于用人，恶人也能变善人。如果你不善教育跟引导，善人也能变成恶人。

有些名牌大学教出来的学生，大家觉得他很光荣，如果没有国家政策的指引，他到社会可能会贪赃枉法，最后锒铛入狱。

这就是最自豪的反而成为最羞耻的。所以在世间我们要常怀警惕之心，防止变坏。看这个人不好的时候，要常给予希望，他随时可能转好。对于坏人、恶人要给予希望。

对于善人、好人要提高警惕。就是说他已经很好了，但要提高警惕，防止他滑倒。

比如我们爬山，一路很顺利，越到最后的谷口越要注意，不然不小心磕碰掉下去，就回不了家了。

所以顺利的时候要特别小心注意，失败的时候，千万别灰心丧气。即使百战不利，也别灰心丧气。

如果你有这样的胸怀，善人、恶人都能团结在你身边。而且善人变得更善，不会变恶，恶人也要慢慢变善。

大毒之物，你用得好，它能变成神妙之药。小人、恶人，你用得好，会变成贵人、好人，全看你用人、练人的方法。

我们客家有句话："小人交好，变贵人。"就是说喜欢君子，排斥厌恶小人，对小人排斥厌恶的都不是真君子，真君子对小人也会欢喜。为什么？因为君子要尽量引导小人向善。

《弟子规》中讲，"凡是人，皆须爱。天同覆，地同载。"所以不管是什么样的人，都是需要我们的关爱的。因为我们同在一片天，同在一片地。

方药集锦

1. 鼻炎

黄芪、党参、白芷、苍耳子、辛夷花。

2. 鼻出血、吐血

将百草霜直接打成粉末，吹到鼻腔中或服下可止血。

3. 冠心病

四逆散加丹参饮（丹参、檀香、砂仁）再加上降香。

4. 胀痛

乳香、没药配合血竭、降香打成粉末。

5. 哮喘

降香、红参打成粉末。

6. 血管闭塞

单用川芎。

7. 痛经

川芎、小茴香打成粉末。

8. 腹痛

川芎加木香、郁金打成粉末。

9. 头痛

川芎加荆芥、防风或者用苏叶、薄荷煮成汤，加点川芎粉。

10. 风湿痹痛

四物汤加四君子加四逆散。

11. 腿痛

四物汤、四君子汤。

12. 疮痈肿毒

川芎跟香附两味药打成粉末。

13. 内分泌失调

月季花、玫瑰花泡茶，可以加点生姜、大枣。

14. 瘰疬

月季花顺气，再用蒲公英、栀子、玄参、牡蛎或者夏枯草来降火。

15. 闭经

四物汤加刘寄奴、牛膝各 20 克。

16. 胸闷难耐

刘寄奴配延胡索、骨碎补、续断。

17. 创伤出血

刘寄奴外敷。

18. 骨伤、筋伤

乳香、没药、三七、自然铜打成粉末。

19. 颈椎痛、痹痛

自然铜、川芎、枸杞。

20. 跌打散

乳香、没药、当归、自然铜、羌活。

21. 无名肿毒、疮肿

皂角刺。

22. 疮癣瘙痒

透脓散（黄芪、川芎、皂角刺）。

23. 乳汁不通

黄芪、当归、皂角刺、王不留行、路路通。

24. 顽固皮肤病

苍耳子、苦参、皂角刺。

25. 子宫肌瘤、卵巢囊肿

桂枝茯苓丸加上䗪虫。

26. 月经闭塞、瘀血攻心

虻虫、土鳖虫、大黄、桃仁。

27. 腰痛如折

䗪虫焙干后研成粉末，用酒送服。

28. 接骨续筋

䗪虫和乳香、没药、自然铜。

29. 产后恶露

下瘀血汤（大黄、䗪虫、桃仁）。

30. 食伤、忧伤、饮伤、房事伤

大黄䗪虫丸。

31. 心慌、头晕

清补凉（党参、沙参、麦冬、黄芪、玉竹、山药、大枣或者扁豆）。

32. 中气不足、湿气重

党参配陈皮。

33. 亚健康

补中益气汤（党参 30 克，黄芪 80 克）再配合腰三药（杜仲、枸杞子、巴戟天或牛膝）。

34. 口中干渴

党参黄芪水放点大枣。

35. 中暑虚脱

生脉饮（党参、麦冬、五味子）。

36. 贫血

补中益气汤配合四物汤。

37. 少气无力、口干渴

太子参跟石斛泡茶喝。

38. 生津止渴

麦门冬汤加生脉饮，再加上山萸肉、乌梅、山楂。

39. 秋冬燥咳

雪梨加点太子参或者川贝煲成汤。

40. 贫血

鸡血藤 80～100 克，煎汤过后冲鸡蛋服用。

41. 肺结核

冬虫夏草、太子参、黄芪炖汤。

42. 阳痿遗精

冬虫夏草配合党参、麦冬、五味子。

43. 体虚遗精

冬虫夏草加金樱子、芡实。

44. 阳虚便秘

锁阳配合火麻仁、肉苁蓉、巴戟天。

45. 膝盖软

六味地黄丸加锁阳、肉苁蓉、补骨脂。

46. 腰冷痛

葫芦巴与附子、硫黄研成粉末。

47. 寒疝腹痛

葫芦巴配合川楝子、小茴香。

48. 感冒头晕

薄荷叶和苏叶熬水。

49. 脚气

葫芦巴、木瓜。

50. 腰痛脚麻

1~2 两杜仲熬出汤，用汤炒腰花。

51. 小便失禁

杜仲 100 克，黄芪 50 克。

52. 习惯性流产

杜仲加上续断、菟丝子。

53. 筋骨伤

杜仲、续断加进四物汤。

54. 飞蚊症

九子地黄丸再配合六味地黄丸。

55. 尿频

金樱子、沙苑子。

56. 口干、口燥、肺热燥咳

沙参、麦冬、玉竹。

57. 失眠、心烦口渴

酸枣仁汤、栀子豉汤再配合四逆散、玉竹、沙参。

58. 退热后心烦口渴

益胃汤。

59. 高血糖口渴

水中加上点玉竹、酸梅或者百香果、蜂蜜。

60. 火盛则神不宁

沙参、玉竹、麦冬、太子参、山药。

61. 遗精

金锁固精丸。

62. 阴虚血少

鸡子黄。

63. 肝火湿疹

煎鸡黄油进行涂抹。

64. 饮食停滞

谷麦芽汤（谷芽30克、麦芽50克）。

65. 厌食、挑食

谷麦芽健胃消食。

66. 痰液积聚

白前汤（白前、海浮石、半夏、紫菀、大戟）。

67. 哮喘

四逆散加胸三药、前胡、白前、紫菀、百部、

款冬花。

68. 咳嗽

止嗽散用桔梗前，紫菀荆芥百部研。

69. 咽喉疼痛肿胀

胖大海、罗汉果掰开泡茶。

70. 咳嗽咽痛

胖大海配合蝉蜕。

71. 音哑便秘

胖大海配大黄各 5 克。

72. 热喘咳痰

海浮石 。

73. 瘰疬

海浮石、海藻、昆布、玄参、贝母、牡蛎等配进四逆散中。

74. 乳腺增生、子宫肌瘤、卵巢囊肿

四逆散。

75. 瘰疬痰核

昆布、海浮石再配合猫抓草。

76. 痰核积聚

昆布配合橘核、荔枝核、川楝子、小茴香。

77. 痰热咳嗽

鲜竹沥口服液。

78. 胸胃气痛

檀香木屑，跟姜一起熬水。

79. 脂肪肝

四逆散加海蛤壳、昆布、海浮石、海藻。

80. 肝火犯肺咳嗽

黛蛤散。

81. 反酸

蚬壳胃散。

82. 湿疹、烫伤

海蛤壳研末，用油敷。

83. 痰结瘰疬

海蜇、牡蛎、海蛤壳。

84. 痰热咳嗽

二陈汤加枳实、竹茹。

85. 咽喉嘶哑

荸荠汤或莲藕汤。

86. 止渴生津

荸荠、莲藕、山药、荷叶或者玉米须。

87. 眼干、鼻干、口干

涌泉穴。

88. 眼目翳瘴

荸荠汁点眼。

89. 遗精、滑精、妇人带下、腹泻

禹余粮。

90. 更年期心烦热燥

甘麦大枣汤（甘草30克，浮小麦50克，大枣10枚）。

91. 失眠、盗汗

浮小麦茶。

92. 骨蒸

浮小麦、地骨皮。

93. 更年期脏腑燥热

四逆散加甘麦大枣汤，再配合地骨皮、青蒿。

94. 热毒疮肿、流行性感冒引起的痄腮、霉菌性阴道炎

贯众。

95. 驱蛔虫

贯众配合川楝子或川楝子的根皮浓煎或

60～120 克南瓜子打成粉用开水调服。

96. 妇科崩漏下血

贯众烧炭。

97. 前列腺炎

南瓜子。

98. 黄水疮

铅丹。

99. 疥癣、疥疮

药膏中加樟脑。

100. 脚痹痛

樟树枝泡水洗脚洗手。

101. 痛痒

丹参、石菖蒲、威灵仙再加一点樟脑。

102. 血虚目翳

炉甘石。

103. 飞蚊症

四物汤加杞菊地黄丸。

104. 肌肤溃烂

将炉甘石跟黄柏、青黛一起研成粉末外敷。

105. 梅毒、麻风

大风子配合苦参、苍耳子。

106. 皮肤红肿热痛、牙疳

儿茶配合青黛、冰水、薄荷。

107. 疥疮、癣疾

醋泡木槿皮。

108. 顽固皮肤病

木槿皮配蛇床子、大风子、苦参。

109. 痤疮

重楼（蚤休）30 克煮水，再兑一点蜂蜜。

110. 痈疽蛇伤

重楼（蚤休）研成粉末。

111. 中风偏瘫

制马钱子。

112. 惊痫发搐

重楼（蚤休）配合钩藤、蝉蜕。

113. 喉痹、食管癌

马钱子磨汁含在口中。

精彩回顾

1. 地里有水，人就会打井下去；田上有草，牛马就会把头低下去；而你这里有货，即使你在深山别人都会主动找上门。

2. 圣人无名，真正追求的是益于大众的事情。

3. 绝技一定是站在喜欢的基础上，学武要做武痴，学文要做文痴。

4. 艺痴者技必良，书痴者文必工！

5. 欲伸先屈，欲纵先蹲。

6. 杀生求生，去生更远。

7. 上医是凭借造场、造纪律来治病。

8. 吃得一分苦就长一分力，吃得十分苦就长十分力。

9. 玉不琢不成器。

10. 治风先治血，血行风自灭。

11. 真正自强之路，是自己练兵。

12. 你从哪里摔倒、摔伤，你要从哪里站起来。

13. 不合理的运动会造成运动伤；而合理的运动却能促使人体康复。

14. 酒可以喝，但是要把握量，少量的酒是药，可行气血。

15. 病久入络，病久入骨。

16. 写字要写得开阔，而做人要做大写的人、大气的人。

17. 养心之妙悟，莫过于书。

18. 血足像气力蓄满再拉弓，经络通就像放箭射出去。

19. 如果干活的时候气都不足，你怎么有排山倒海的力量呢？

20. 如果一个人练功夫只为了和自己不喜欢的

人打架斗殴，就会被称为粗鲁的武夫。

21. 大约年事之败，非傲即惰，二者必居其一。

22. 任何学问跟技术到达巅峰都是教学育人。

23. 善治理者，垂拱而治。

24. 一个人有没有成就主要看他面临事情是否心静。

25. 静能生慧，慧可救急。

26. 夫君子之行，静以修身，俭以养德。

27. 息息归脐，寿与天齐。

28. 夏季无病三分虚。

29. 如果你真正会锻炼的话，田地同样是训练场。如果你不会锻炼，就算到顶级健身房里健身，你也练不出好身体。

30. 不开心地干活叫干死活，开心地干活叫干灵活。

31. 上等望术，望而知之。

32. 老师必须比学生更有耐心，更有恒心，才能带出有耐心、有恒心的学子。

33. 陋室可以引大德，茅棚可以出宰公。

34. 第一做喜欢的事情，第二做对大众有意义的事情，二者结合在一起等于健康。

35. 智者修心不抱怨外界，愚者抱怨外界不修心。

36. 做同样一件事情，你的念头不一样，所获得的利益也不一样。

37. 不怕事情难就怕不勇敢，不怕百战失利，就怕灰心丧气。

38. 有人认为登山只是在登山，而我认为是在磨炼人的勇气。

39. 怀胎的妇人，言要缓、心要善、行要安。

40. 桑条从小齤，大来齤不直。

41. 视力再好，不如眼界高，眼界高比视力好更重要。

42. 抠成的疮，睡成的病，水流百步能自净。

43. 学问非浅尝者可以涉猎，功夫不是浮躁人能获得。

44. 练功要快而不乱，慢而不散。

45. 鱼，如果一条一条抓，会非常累。但是用

方药集锦

网去捕，就会很轻松。

46.鸡蛋从外面打破，就是食物。但是从里面打破，那就是生命。

47.解而不行,只增傲慢。行而不解,徒长愚痴。

48.大丈夫就要能屈能伸。

49.松土有两种方法：一种是用锄头，另一种把种子播下去让它破土而出。

50.舒肝则血压下降，健脾则血糖降低。

51.点久方知大蜡烛。

52.初心不难于用勇锐，而难于坚久！

53.鱼生痰，肉生火，青菜豆腐保平安。

54.若要身体安，淡食圣灵丹。

55.饮食有节，起居有常，不妄作劳。

56.欢喜的心情是疗伤圣药。

57.真人之心，如珠石在渊。

58.定能生慧，静可生智。

59.恶言恶语是对懦者的打击棒，也是强者的磨刀石。

60.言吾好者是吾贼，言吾恶者是吾师。

61. 客来主不顾，应恐是痴人。

62. 言之无文，行而不远！

63. 练字既要练得漂亮，又要把人练得认真恭敬，有精气神。

64. 知者乐水，仁者乐山。

65. 字解人生，字能调人生，字可以调气。

66. 人一站立起来，就顶天立地。

67. 路在脚下，要自己走。顶天立地，不能靠别人。要高瞻远瞩，目标远大。

68. 好学近乎智，力行近乎人，知耻近乎勇。

69. 男儿欲遂平生志，趋向五经窗前读。

70. 高以下为基，贵以贱为本。

71. 世间的事物不要绝对去定好坏，一旦有好坏、有分别，就会有烦恼。

72. 你若盛开，蝴蝶自来。

73. 如果一个人常说甚深微妙法，就能生广大欢喜心。

74. 人生在世守身实难，一味小心方保百年！

75. 做人要像烟囱，烟囱不能烫手，还暖和。

76. 懒生痰，勤生清水。勤生健康，懒生病。

77. 夫静以修身，俭以养德，非淡泊无以明志，非宁静无以致远。

78. 自静其心延寿命，无求于物长精神。

79. 最浪费时间的不是出去玩，是不良的人际关系圈。

80. 多一个朋友多一条路，少一个冤家少堵墙。

81. 唯学要从难处做起，你若跟最难相处的人能相处好，与其他人相处会更融洽。

82. 一花一草皆是良药，一树一木尽是良丹。

83. 要跟百姓的力量连在一起。

84. 功劳不讨，功劳永远在。功劳一讨，就被交换没了。

85. 中医不传之秘在于剂量。

86. 师傅传功不传火。

87. 君子不重则不威。

88. 你要懂得去担时代和家庭的重任，担起这个重任，你的威望就树立起来了。

89. 威风八面，百邪不侵。

90. 心宽百病消。

91. 好记性不如烂笔头。

92. 人若笨拙，笔头常勤，终会聪明。人若聪明，笔头懒惰，终将笨拙。

93. 养成大拙方为巧，学到如愚始见奇。

94. 巧妇难为无米炊，作家最怕长期不练笔。

95. 读书破万卷，下笔如有神。笔记破万卷，文章如有神。

96. 上联是把握时代地气，下联是利干群众所急。横批是儒医。

97. 得方而不得法，就像有了扫把不拿去扫地一样。得方又得法，就像你有质量好的扫把，而且还勤于扫地，屋子就会很光洁。

98. 勇冠三军必然是凭借平时不懈的修行。

99. 没路的时候，你不要抱怨，要勇于开拓，有路的时候要感恩，这是前贤留下的路。

100. 事情苦不苦，不看这事情本身难不难，看一个人的心情是不是欢喜。心里不欢喜，吃顿饭都很苦。心里欢喜，挑重担都很快乐。

101. 一个人拥有了技术，但是不学不练功夫，叫不学谓之不智。如果他不教技术不教功夫，叫作不教谓之不仁。

102. 学历不高不足耻，文凭不高也不足羞。

103. 人不怕在民间里隐藏，主要是功夫要练好，功夫才是你一生的招牌；口碑要做好，口碑才是你仰仗的饭碗。

104. 你若善于用人，恶人也能变善人。如果你不善加教育跟导引，善人也能变成恶人。

105. 对于坏人、恶人要给予希望。对于善人、好人要提高警惕。

106. 凡是人，皆须爱。天同覆，地同载。

后　记

有网友发来图片，里面的内容是他每日摘抄中医普及学堂发出去的文章。

字体隽永，赏心悦目。

我看了心中都很愉悦，感叹这种带着优雅享受心态去修学的状态。

我看到很多学生，常常在古籍经典前望而却步，难有寸进。

如果在学习过程中，没有乐趣欢乐，只是痛苦难耐，怎么能够持久地坚持下去？

在求学的道路上，一定是充满欢声笑语的，

这种乐学的心态，才是我们真正要用心把握的。

试着不带任何目的，只是安静地，如品一杯清茶般，去享受你的学习时光吧！

一入中医之门，便像上了云山，白雾缭绕，使人昏昏昭昭。
愿这些医生能为诸君拨云见日……

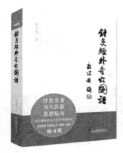

定价：182.00 元

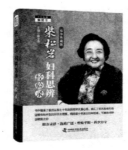

定价：49.80 元

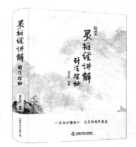

定价：128.00 元

一片白云横谷口 几多归鸟尽迷巢……

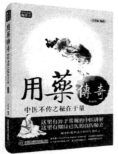

定价：35.00 元

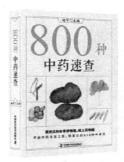

定价：35.00 元

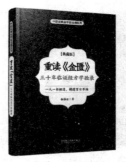

定价：48.50 元

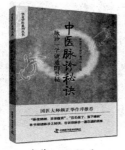

定价：29.50 元

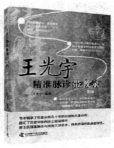

定价：29.50 元

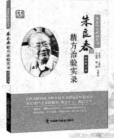

定价：35.00 元

中国科学技术出版社·中医畅销书

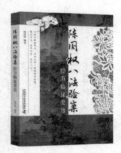

定价：35.00 元

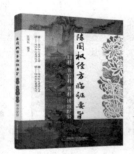

定价：38.00 元

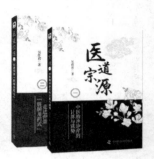

统一定价：35.00 元

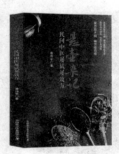

定价：35.00 元

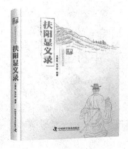

定价：45.00 元

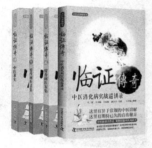

统一定价：35.00 元

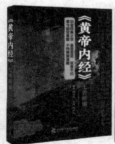

定价：39.80 元

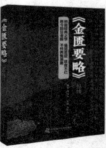

定价：39.80 元

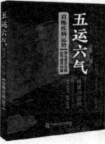

定价：39.80 元

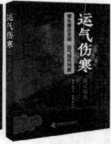

定价：39.80 元

蒙头看诊无路，运气指月列星。